魏稼教授针灸医论医案选

国医验案奇术良方丛书

高希言　宋南昌　主编

中原农民出版社

·郑州·

图书在版编目(CIP)数据

魏稼教授针灸医论医案选／高希言,宋南昌主编. —郑州:
中原农民出版社,2017.5(2019.1 重印)
(国医验案奇术良方丛书)
ISBN 978-7-5542-1637-8

Ⅰ.①魏… Ⅱ.①高… ②宋… Ⅲ.①针灸疗法-医论-汇
编-中国-现代 ②针灸疗法-医案-汇编-中国-现代 Ⅳ.①R245

中国版本图书馆 CIP 数据核字(2017)第 065649 号

魏稼教授针灸医论医案选

WEI JIA JIAOSHOU ZHENJIU YILUN YI'AN XUAN

出版:中原农民出版社

地址:河南省郑州市经五路 66 号　　　　**邮编:**450002

网址:http://www.zynm.com　　　　　**电话:**0371-65751257

发行:全国新华书店

承印:新乡市天润印务有限公司

投稿邮箱:zynmpress@sina.com

医卫博客:http://blog.sina.com.cn/zynmcbs

策划编辑电话:0371-65788653　　　　**邮购热线:**0371-65724566

开本:710mm×1010mm　　1/16

印张:9.25

字数:181 千字

版次:2017 年 5 月第 1 版　　　　　**印次:**2019 年 1 月第 3 次印刷

书号:ISBN 978-7-5542-1637-8　　　　**定价:**25.00 元

本书如有印装质量问题,由承印厂负责调换

编委会

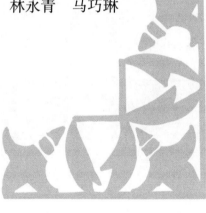

目 录

我的针灸之路（自序）

我先从堂叔魏荷生习方脉，继师赵尔康、徐少廷学针灸，还在江西中医进修学校学了中西医学课程，再到当代针灸之父承淡安任校长、邱茂良等名师任教的江苏中医学校（不久改南京中医学院）深造。此后，一直执教于江西中医学院，坚持在江西中医学院附属医院应诊，在针灸之路长征。

既学书本知识，也有名医的指点与引导；既有自学、家传、函授、跟师，也有在校听课。多种教育模式，陶冶着我的治学态度、方法与学风。回顾50年的历程，有经验，也有教训。这里，按立志向、树目标、学精神、抓特点、重师承、找方法，分述如下。

1. 立志向

有志者事竟成。针灸作为"雕虫小技"，难得人们垂青，故立志之后，笃志也不易。我立志学针灸，得从1947年谈起，当时，我正在如醉如痴读着古典文学名著，一天，祖父提出要我跟堂叔学医，我先是表示乐意，但当改读《黄帝内经》《伤寒论》……之后，又顿感索然无味。只因就业压力与生计，加上叔父妙手回春的疗效，终于又使我读了下去。一年初秋，祖父患腿痛，呻吟床第，叔父始用中药乏效，继改隔蒜灸而安。从此，我又对针灸萌发了浓厚兴趣。20世纪50年代初，参加了无锡名医赵尔康的针灸函授，读了《针灸秘笈纲要》及《黄帝内经》《难经》《针灸甲乙经》诸经。两年匆匆过去，有点跃跃欲试了，正遇邻居某患疟，我主动求为一治，不意施针未效，寒热反增。此时叔父鼓励我，要我对照书本找原因，发现针刺时机与"先其发时如食顷乃刺之"不符，改于发前2小时针3次而愈。首战告捷，深受鼓舞。以后，又相继治愈了一些患者，不断激励我对针灸的追求。

1954年秋，我考入江西中医进修学校，发现大城市"重西轻中"风气较明显，加上朋友劝告："不是同样为人民服务吗？你为何选择针灸这门令人受气的职业呢？"这是我感受到的第一个冲击波，震动不小。我想等待时日，另作他图。翌年结业，要我留校任教，第二个冲击波又袭来，人们窃窃议论："针灸没有内科吃香，发展前途不大……"正当歧路彷徨之际，卫生厅要送我跟针灸名医徐少廷学习。

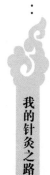

何去何从？因为良机难得，只好顺从地走进了徐氏诊所。新环境，一幕幕全新图景展现在眼前，看看那络绎不绝的求诊者，听听那满座高朋和患者谈论针灸的神奇疗效……又使我清醒了许多，改行的意念烟消云散了，我又决心投入学习。1957年，报载北京某权威攻击中医不科学，我愤然提笔写了批驳文章在《健康报》《中医杂志》刊登，表达了我的坚定信念。

前进的道路是曲折的。60年代，又遇到了第三个冲击波，门诊发现，针灸比我过去在农村应用的疗效下降了，比其他疗法似乎也显得逊色，是学业倒退？抑或针灸确实不值一学呢？本已巩固了的专业思想，此时又出现动摇。我想，从比较医学的角度看，针灸疗效较低且慢是客观现实。但要分析原因，在省城，良医云集，针灸作为最后一种疗法，患者多经其他疗法失效转来，必然难度大，疗效低。然而即使如此，通过自身对照，不是说明针灸毕竟有超越其他疗法之处吗？那种只从疗效数量、百分率，不从疗效质量、不分析疾病谱的改变以评价针灸的观点，犹如将治愈百例一般肠炎与治愈百例肠癌等价看待，缺乏可比性，十分片面。

价值观念的转变，又使我在针灸之路跋涉。1968年，第四个更大冲击波——"文革"风暴铺天盖地而来。学院遭撤并，教师被下放，我想成为针灸医生的理想破灭了，农村需要大量万能的包治百病的赤脚医生。我万念俱灰，改行的意念又在心头泛起，我真想找个农村医院，做一名乡间医生而了此一生。虽然也冒着"白专道路"的危险，偷偷做点学问，但毕竟困难重重，制约因素太多，虚度了不少光阴。只是到1975年参加援外医疗队，又使我振作起来。特别是到了突尼斯，经常接待记者采访，发现外国人对针灸崇尚有加，总统儿媳、总理夫人、政府要员……凡是上层人物会诊，都指名请中国针灸医生，针灸重现着耀眼的光环。受宠若惊之余，总算获得了新的心理平衡，民族与职业自尊心为之一振。

经历了四大冲击波，虽然走过来了，但如今看来，多是时势使然，机遇使然，客观条件仍占主导地位，至于主观信念与努力，还很不够。我深感学针灸一定要有百折不挠、坚韧不拔的顽强意志，最好还要带点倔犟劲、傻子气，要不受外部环境的任何干扰，不如此，是难以到达成功彼岸的。

2. 树目标

学一门专业，应有目标意识。先找目标，选目标，然后瞄准目标，实现目标。然而，我在学医之初，对名医这个目标并不明确，只是看到叔父名闻乡里，就以他作为典范，希望日后也成为像他那样的医生而已。故在学医从医生涯中，有时重实践，轻理论；又有时重理论，轻实践。往往从一个极端走向另一个极端。如今意识到，名医的客观标准主要有两个：一是有良好的临床疗效，有持久而众多的主动求医患者；其次是知识渊博，理论造诣较深，有水平较高的论著问世。两者兼备,方可称之为名副其实的名医。中医是一门实践性很强的医学,评价中医,应突出疗效第一观点,应以疗效论英雄;理论、职称、学历……只居其次。正由于我原先对此认识模糊,以致与上述要求存在距离而引为憾事。

对专业专攻目标也不很明确。1955 年,我学了现代医学与中医课程之后,原先专攻针灸的主体意识淡化了。在应诊中,对一些针治数次失效患者,多改用中药等其他疗法,此后慢慢成为意向惯性,潜移默化地出现了"喧宾夺主"的态势,针灸由扮演主角逐渐成为配角,甚至退居幕后了。专业优势未突出,求诊者渐趋冷落。此时又引发了我的思考。我想,医学门类如此之多,如果临床思维长此倾斜,专业水平势必只能停留在表层而无法提高,最后可能是什么都懂、什么都不精、不伦不类、不中不西的"万金油"式的医生。这种医生既不是博士,也非专家,没有特长,没有竞争力,将有被社会历史淘汰的危险。再反复学习了韩愈"学业有专攻",苏轼"不一则不专,不专则不能"的名言,于是决心从专业专攻上转轨。凡遇失效患者,首先从主观上找原因,然后再从针灸纵深处反复挖掘疗法,更新诊疗方案,只是在山穷水尽,无可奈何之际,才转诊或改用他法。如我治支气管哮喘,就用到了各种穴位刺激疗法,发现这些方法各有长短,运用得当,可以互补。一反以往那种遇挫即弃针改药的心理偏执,加深了对专业的了解与掌握,提高了疗效,求诊患者渐多。

专业专攻目标确定之后,还得选好专题专攻。乃因学海无涯,精力有限,针灸未知数仍多,要想处处高人一筹,几乎没有可能。因此,我在临床方面,开设过针治哮喘、聋哑、慢性胃病和痿证、痹证以及坐骨神经痛等专病门诊;探索流行性脑脊髓膜炎、结核性脑脊髓膜炎、糖尿病等针刺疗法;到精神病院专治精神分裂症;从事脑梗死的针刺治疗研究等。从 20 世纪 50 年代起,在理论上,专攻各家针灸学说与流派,发表论文数十篇、受卫生部委托主编的高校教材《各家针灸学说》已由上海科技出版社出版,还应邀赴 16 个省市讲学,但这个课题毕竟属"继往"性质,是引导人们向后看。只继承不够,还得着眼于未来,瞄准学科前沿,做些"开来"性工作。所以,我又把主攻方向转移到"无创痛针灸"这个课题上来,1988 年《中医报》《江西中医药》发表了我的这个观点,《健康报》《文汇报》《光明日报》主办的《文摘报》《科技日报》《中国中医药报》等媒体相继报道或转载。目前,我又在组织科学研究,编写专著(已出版)、筹备学术会议,酝酿创办专刊,力图把学术界的注意力聚焦到这个主题上来,促进这门新学科的不断完善。

总之,我的学医道路,是一条从扩大知识面入手,先由小而大,然后又逐步缩小钻研范围,由大而小的由博返约之路。

3.学精神

古往今来的名人学者,其成功之路虽异,而治学的"五心"——热心、决心、苦心、虚心、恒心。"五心"精神是行动的先导,是成功之母,较之方法学更重要。

(1)学习热心为事业、为患者的精神:要有孙思邈《大医精诚》"大慈恻隐之心,普救含灵之苦"的菩萨心肠。曾治一面肌痉挛患者,也许是我为他解除痛苦的心愿有所流露,并做出过努力吧!虽然未效,但仍使他感激不已,且到处逢人说项,介绍患者就诊……既令人欣慰,又令人愧疚,成了激励我前进的动力。

还有件事,受教很深,那是在国外期间,一天,老母谢世的噩耗传来,悲痛万分。大概是患者觉察到了我有点心不在焉吧,门诊量减少了,提示患者的信任感急剧下降,说明患者对医生是否全心全意满腔热情服务,关注到体察入微的程度,深感医生树立"患者即亲人,患者即上帝"的观念,一刻不容稍懈。在医德与医术的天平上,应当是并重而不能倾斜。甚至医德甚好而医术一般,将可受到尊重;医德不佳而医术虽可,仍将受人冷落。

(2)学习决心奋斗到底的精神:针灸是一门不起眼的"小科",学好它,既要经受疗效难以尽如人意、患者不甚欢迎、惨淡经营、成名难的考验,也要经受吃力不讨好、受人轻蔑,以及较好职业诱惑的考验。在针灸队伍中:认为此业低人一等者有之;为摆脱更不满意的职业,不得已而屈就者有之;以为学好针灸轻而易举,为急功近利投机一试者有之;借光出国的目的已经达到,回国后弃如敝屣者有之;多年从事针灸,突然另谋高就者有之;在医生队伍中,认为针灸队伍素质差而羞与为伍者有之;在现实中,指责针灸无用而不屑一顾者有之;因畏痛敬而远之者有之;故意将不治之症推给针灸者有之;戏用针灸术语挖苦针灸医生者有之;至亲好友劝改行吹冷风者有之……形形色色的撞击,来自四面八方,其中既有畏惧扎针的疼痛等社会心态,也有针灸医生的思想问题,还有鄙视、排斥等现实原因。对于这一次次冲撞,不能不为之怦然心动,也不能不为之扼腕叹息!

我决心用事实回敬偏见,执拗地诵着郑板桥"咬定青山不放松,立根原在破岩中,千磨万击还坚劲,任尔东西南北风"的诗句以自勉。有时也环顾当今世界,看看国外比国内、城市比农村更重视针灸的现实,思考着为何重视程度与文化层次有关?又增添了几许勇气。如今,总算初衷未改,闯过来了。其间,鲁迅先生"横眉冷对千夫指,俯首甘为孺子牛"的名句,也给了我不少力量。

(3)学习苦心经营、刻苦勤奋的钻研精神:我出身寒微,少时得温饱已难,买书又谈何容易。叔父虽多藏书,然自己不能没有。记得1948年,母亲硬是以青菜南瓜充饥,节约五斗谷子换成货币,给我买了一部《温病条辨》,母亲的良苦用心,激励我力争摆脱困境。到省城后,给自己立了一条规约,即每天除保证8小时睡觉并做好工作外,尽可能把所有时间都用于学习。一年夏天,气温高,蚊子多,我用盆装满冷水,外罩蚊帐,人坐其中读书,自得其乐。有时外出也争分夺秒,默诵默记。为争取多实践,每遇下乡支农主动要求参加,因为农村患者病种多,利于积累经验。

动笔写也是苦差事,我还是强制自己多写多改。那些年来,笔记、卡片、手稿、论文……写了2 000多万字,可惜在"文革"中散失殆尽。我写《各家针灸学说》也历时10多个春秋,翻遍了本院馆藏资料,还把触角伸向全国,为找《神应经》,几经周折,几乎铁鞋踏破。虽与李时珍写《本草纲目》时,为弄清穿山甲、白花蛇习性而踏遍深山老林的不畏艰险、苦心经营精神相距甚远,但也颇费心机。

(4)学习虚心请教的精神:《尚书·大禹谟》有"满招损、谦受益"古训,叔父常告诫我:"学中医,只向书本学不够,还必须向有实践经验的人学。一位老中医,也许秘方绝招并不多,但得来不易,说不定经历过千辛万苦,故不轻易传人,情有可原。假如要传,往往易如反掌,一语道破天机;如果坚持不传,你也许同样得摸索几十年,所以要虚怀若谷,向人求教。"我牢记和实践这个教导,许多人都成了我的"一针师""一穴师",既尝过甜头(如一次治痛经失效,后从一位学生那里学了针承山法,效如桴鼓),也咽过苦果(如在南京中医学院,学了五运六气、子午流注,因未主动求教,仍一知半解。回院后,让我教课,傻了眼,结果花了不少不眠之夜备课,才讲了下来)。

当然,向人学,还有"人不教咋办"的问题,我想在不违背科学道德的前提下,不妨用点心计。上海某专家那样的"偷学法",只是偶尔为之,更多的是争取"精诚所至,金石为开",让人心甘情愿地施教。

(5)学习铁杵磨针的持恒精神:中医多大器晚成,特别需要持久拼搏,要有耐心和韧性,力争成功超前,不可朝秦暮楚,半途而废。有人天赋一般,但能坚持数十年如一日定时、定点、定专业临床,终于形成了强大的磁力体系,求诊者与日俱增,出现了"滚雪球"效应。如果借口挤不出时间,三天打鱼,两天晒网,经常间断或改变地点、专业临床,最终可能落得门庭冷落,一事无成。

4.抓特点

中医针灸是一门特殊学科。学习它,先要认定其特别突出、不同于现代科学之点,然后研究对策,探讨方法则针对性更强而收到事半功倍之效。否则,全盘照搬现代医学的认识论、方法论,就可能走入歧途。

(1)中医理论特点:古籍浩繁,教材初创,理论自成体系,概念抽象模糊,且玄奥难解,众说纷纭,玉石难分,与现代科学教材之较完善,说理较透彻可信,经过长时间大范围反复筛选、净化、认同者有异。假如对此缺乏了解,同时又对真理的标准没有足够的认识,一旦接触这种奇特的理论时,必然产生抵触或不信任感,从而成为学习上的一大障碍,与学现代科学一般只要求熟悉教科书不同,为何还要去粗存精、去伪存真? 与学现代科学一般只需全盘接受不同,为何要突出强调背诵? 与学现代科学之一般只要求在理解基础上记忆者大相径庭而感到不可思议。

由于我原先对中医理论特点缺乏深究,曾一度对其科学性表示怀疑,影响了钻研力度。还把中医教材与现代科学教材等同看待,当运用教材与经典理论失效,又错误地判定中医无能。再如该用功之处未全力以赴,只需一般了解之处又孜孜汲汲枉费了许多功夫。学医之初,叔父要我精读背诵某些内容,但终始存在心理障碍,应付了事,待到"用时方恨少",又不得不进行补课。

(2)中医临床特点:诊疗方法手段特多,不够规范,潜力大,灵活性也大,难以把握。这与西医也存在差异。经典和高校教材难以反映中医学的精华全貌。即使中医界泰斗也难作为中医学的化身,而西医则不是这样。我叔父学验俱丰,曾目睹他治一头痛,改换处方四五次无效,第六次疏方命中,才霍然而愈。我也针治一遗尿患者,7 次未效,后经一乡村中医针 3 次而告痊愈。可见,中医治病"西方不亮东方亮""单方一味气死名医"的现象比比皆是,但西医并不多见。由于我过去对这些特点认识不深,甚至以大学教师自居,一两次受挫,不先反思自身过失,反复挖掘疗法,而习惯于浅尝辄止,终至后悔莫及。

(3)中医成才晚:从成才周期看,中长西短;从成才难度看,中难西易;从成才率看,中少西多;从成才道路看,西医院校毕业而转入临床,一般不存在坐冷板凳现象,患者多不加选择地主动接受诊疗,加之上级医生水平层次分明,技术公开,带教有方,只需服务态度好,有一定素质,努力钻研,大多能较快按部就班自然成才。而中医毕业后上临床,往往门可罗雀,患者选医生十分苛刻而普遍,不少患者指名就诊,否则宁可不治,加之上级医生水平悬殊,带教存在问题不少,故成为众望所归的良医甚难。如能奋力以求,逐步提高自己对患者的凝聚力、吸引力,可能加速恶性循环向良性循环转化而成才。假如陷入恶性循环这个怪圈而不能自拔,不思进取,又可能终生碌碌,受人冷眼。

要缩短成才周期,如何提高患者的信任感是关键,除了要有好的医德医术,取得患者信任外,还要研究患者心理,例如:在接诊中,要表现出充分的信心,多谈成功事例,增强患者信念,使之更好配合治疗。对少数棘手或预计难以取效病例,不妨让他另请高明,万一坚持要治,也须告知预后,定好疗程,以免造成不好的影响。又如复诊中,可以对有效患者多做询问,通过现身说法以宣扬现实疗效。对疗效不佳者,在已对病情了如指掌的情况下,无须过多引导陈诉,以免产生泼冷水效应。

还有借助宣传工具、利用传媒问题,实事求是地让报刊、电台、电视做些恰如其分的宣传报道未尝不可。切忌不学无术,夸大疗效,招摇撞骗。20 世纪 50 年代,一粗通中医犯人,即将释放,意欲易地成名,编造了许多起死回生的动人事例,暗地买通人,煞有介事地到处宣扬,还提前半年租赁了诊所,明明求诊者是挂第一号,却耸人听闻地胡说千号以上,这些伎俩虽也奏效于一时,但最后终于曝光,受到了法律追究,以声名狼藉而告终。要取得群众的信任,提高知名度,只能靠老老实实地做学问,靠独到的疗效。投机取巧,哗众取宠是不行的。

5. 重师承

学中医之所以提倡带徒,还是根据中医不少知识技能书本未载,必须口传面授这个特点提出来的。只要双方自愿,师承制有利于调动教与学的两个积极性,改变老师主动教,学生被动学的不利局面。要想老师毫无保留地教,先得有融洽的师生关系,深厚的师生感情,这是获得衣钵真传的先决条件和基础。我是赵尔康的入门弟子,自函授以来,20余年从未谋面,只是通过疑必问,问必答,鱼雁传书而建立了情谊。因求学心切,赵老又是名师,还受同学、忘年交邵经明尊师重道的影响,我对赵老崇敬有加。

1974年,打听赵老已调北京,第一次执弟子礼登门拜见,老人殷勤接待,以后耳提面命,言传身教,获益良多。有一次,我写了一篇论文请教,并希推荐在《中医杂志》(此时他是编审)发表,但他阅后未表赞同,且严肃指出应做修改,他那耿直坦诚,不徇私情的高尚情操,对待学术一丝不苟的严谨学风,实在可敬可佩,感人至深。如今,他已80高龄,虽手颤目花,仍音书不断,解疑释难,不厌其烦。每次来函都长达千字,诲人不倦精神溢于字里行间。尤其令人不能忘怀的是他还赠予我珍藏了多年的用纯金特制的金针,寄托了殷切的期望,表达了"金针度人"之深意,凝结着金子般的可贵师生情谊。

我的第二位老师是徐少廷,徐老针技超凡,迥出尘表。拜师之初,也许是素昧平生吧,请教时不甚热情,甚至"枉顾左右而言他"。这使我意识到需要加深了解,建立感情,经过一番努力,可推心置腹交谈了,不但有问必答,而且主动传授经验。还无微不至地关怀我的生活,当时我阮囊羞涩,无力孝敬,他却用高档烟招待我,节假日给我加餐,买高价戏票欣赏周信芳舞台艺术……使我深感不安。我们为徐师爱生如子之情感动,为师生间亲密无间而欣慰。一方面恭敬地、聚精会神地倾听他坐而论道,另一方面也发现他对俯首帖耳一味奉承,并非总有兴趣。于是,趁他情绪好时,也对他的学术见解提出异议或反驳,他不但不见怪,反而对我们刮目相看,认为"孺子可教"了。他将摸索数十年的"飞针术"和盘托出,传给了我。学习结束后,还经常要我跟他出诊,实地带教。一年夏天,中央在庐山开会,省委电召会诊,老人不带自己的女儿(从学时间更长)前往,却指名要我陪同,说明信任之深。

遇上两位名师都是缘分。但我想只靠机缘不够,还得主动觅师,此后,我又相继找了一些名师求教,都受益不浅。

从师不必局限于名师,叶天士的老师有17位之多,未必全是名医,其中也有一技之能者。如何寻觅能者,拜能者为师,集百家之长,为我所有,是学中医的重要方法之一。1960年去福州,闻某医院一医生善用"烧山火""透天凉",手技特殊,于是前往请现场表演,学到了其操作方法。又如南昌一工人善用针刺放血治小儿麻痹肌萎缩,经多方寻找,终得其法。一次在农村巡回医疗,闻一农民善用针刺太阳等穴放血治急性结膜炎甚效,也顶风冒雨,远涉求教。一些面瘫患者,疗效往往先快后慢,甚或矫枉过正,后来听到我的一位学生谈到他颇具特色的针健侧法有效,试用后,果然不错。还有一次,针一坐骨神经痛患者,数次针后痛更剧,患者改到其他医院针2次竟愈。我获知后,认真调查所用穴位、操作、工具、针感等,掌握了奥秘。以上许多事例说明从师不必局限于名人,同道、工人、农民、学生、患者……均可为我师。深感学无止境,深感虚心处处皆学问,虚心处处有我师,深感"不耻下问"的重要。

6. 找方法

治学方法与精神相辅相成,缺一不可。我的治学方法与步骤概括起来是"十法""五步"。"十法"是十种基本治学法,包括问、诵、览、见、听、访、思、记、用、写;"五步"指学习程序与步骤,有学、记、整、用、写。

(1)"十法"的内容:

问:即提问请教。通常人们把学术有造诣者称之为有学问。学问两字结缘,就提示问的重要。问要虔诚,要注意对象,讲究策略,不可使人产生戒心而导致事与愿违。

诵:即为了成竹在胸,熟能生巧,信手拈来,不致在用时茫然无措,最好是背诵,做到琅琅有声,重复千遍,达到口若悬河,滚瓜烂熟,炉火纯青境界。我主张重点背诵法。

览:即阅览、看书。是最主要的自学法,虽然开卷有益,但最好先有目的、要求、计划。重要内容要精读、反复阅览,一般内容则粗读泛览即可。

见:即实地考察、参观等。百闻不如一见,如针灸操作工具五花八门异彩纷呈,应现场察看,增长见识,利于掌握。火针操作,我就是通过观察学会的。

听:即"博闻",是猎取知识的另一途径。除多听师长或专家讲学,听学术报告外,还需多听行家经验介绍、闲聊,甚至外行的诉说,我就从外行或患者那儿听来不少知识。

访:即采访、访问。古人谓:"读万卷书,行万里路""负笈千里觅良师"。每到一地,先打听采访对象,然后登门造访。如我学针灸不久,治急性痛症效不佳,听说30里外一医师针到病除,乃带礼品翻山越岭求教,他勉强接待后,仍以左手掩住右手施针,不愿传教。只好又托人说情,且向患者反复询问、调查,加上细心揣摩,终于渐渐掌握了奥秘。

思：即思考、思维。"学而不思则罔"。要多用脑，脑是汲取、记忆、理解、综合、分析、运用知识的最高中枢。思考应贯串于其他九法之中，古语"口诵心维"，即指诵与思的结合。其次，还要注意掌握中医针灸临床的特殊思维方法。

记：记忆是智慧的仓库。如何记？一是用脑反复回忆默记；二是写笔记、卡片、备忘录；三是背诵，最好能不假思索背诵如流；四是多实践。

用：即临床、教学、科研实践。这既是学习目的，也是理论知识最终用于解决实际问题的归宿。实践应是多多益善，要坚持不断地进行。

写：主要指写总结论文。首先要注意选题命题。其次是多写，学习显微镜发明者列文虎克那种不断研究不断写的精神。还要多改，文章不厌百回改，要千锤百炼，像托尔斯泰所说，改它十遍二十遍。

以上十字治学法，如在每字之后加个勤字，那就是成功的秘诀（十字诀）了。假令转换成以人的肢体感官概括，"十勤"又可归纳为"六勤"，即口勤（问、诵）、目勤（览、见）、耳勤（听）、腿勤（访）、脑勤（思、记）、手勤（用、写）。有此"六勤"，能最大限度发挥六者的积极性，就表明学得主动，可望有成。

"六勤"是不可分割的整体，要注意发挥其互补作用。如根据学习形式不同，配合主次有异；听课以耳勤为上，也得认真思考；随诊以目勤、脑勤为主，口勤、耳勤、手勤、足勤辅之。"六勤"中，目勤、脑勤、手勤又是重点。

（2）"五步"的内容：对每一学习内容和阶段，一般都按"五步"循环法学习。第一步是学，"学而知之""好学近乎智"乃至理名言。向书本学、向他人学，又是学好中医的两条必经之路。第二步是记，即与遗忘斗争。若漫不经心，知识如过眼云烟，瞬息即逝，白费功夫。第三步是整，学和记积累多了，应分阶段整理。笔记、卡片等要分类归纳、索引、编目，做到一索即得。第四步是用，学不致用不足取，当然还要活学活用。第五步是写，用后写总结论文，汲取成功经验与明确失败教训，升华为理论，以利再战。每写一次，意味着进入了一个新境界。

以上五步，指一般治学过程而言，并非不能越雷池一步。如学了这后，不一定经过记整，未尝不可即时就用。五步也并非缺一不可，如无特殊心得体会，未必都得硬写。五步中，学用是重点，前者一般指理论，后者主要指实践。由理论而实践，又由实践而理论，循环往复，周而复始，螺旋上升，五步循环法，实由此衍化而来。

十法、五步毕竟属方法学范畴，要成功，归根结底还得靠勤奋。所谓天才、机遇、勤奋是成功三要素。其实勤能补拙，天才出于勤奋，"智者千虑，必有一失，愚者千虑，必有一得"，智与得、愚与失之间并无必然联系。机遇亦可争取，良机仍需靠人把握。（本文是魏稼教授治学经验总结。其治学精神与方法对针灸工作者有借鉴意义。原文发表于1993年第3期《江西中医药》，后转载于贵州科学技术出版社出版的《中国名老中医药专家学术经验集》第4集）

9

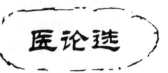

冰台医话

《尔雅》谓艾为冰台,李时珍《本草纲目》引晋张华《博物志》云:"削冰令圆,举而向日,以艾承其影,则得火。"故名冰台。可见冰台一词,镌刻着冰艾取火施灸的古老信息,提示艾灸治病由来已久。

热效应? 药效应?

艾灸究竟是热效应? 还是药效应? 抑或两者兼而有之? 至今仍是谜。回忆50多年前的一次经历,就已动摇了我的灸必用艾信念。某日,家乡邻居翻修旧屋,一工匠翻开墙砖,突然窜出一条大蜈蚣,蜇伤其右手拇指,少顷呼痛不已,正当四处觅方止痛时相遇,寻思古籍有治虫兽咬蜇伤可灸患部之说,不妨一试,但已来不及取艾,只好就地取线香点燃,悬置于伤处上方,贴近皮肤以代艾施灸。患者初不觉灼痛,约1分钟,随着烧灼感的出现,原来的痛觉也渐渐隐去,再灸少时,即痛止而安。经此次试验后,凡遇虫蛇……伤者,均用艾绒或其他材料点燃施灸,未发现其疗效有明显差异。曾治一蜜蜂蜇伤手背者,则用艾卷于伤处施灸,亦立时止痛。

1964年夏在农村巡回医疗,一被蝮蛇咬伤足背农民求诊,当即给予如下处理:①先取布条紧扎踝部,以防毒扩散。②再用清洁水冲洗疮口,并用三棱针在伤口及四周划刺数针,令毒血外流。③最后取艾卷点燃,于局部施灸,令烧灼痛掩盖原咬伤痛。数分钟后,痛失。再消毒包扎伤口,并给服中药三天而安。

以上验例说明,书载灸治虫兽伤之法确有佳效。联想到古文献还有灸狂犬伤一法,应是经验之谈。《素问·骨空论》有云:"犬所啮之处灸之三壮。"此后,《肘后备急方》《小品方》《医心方》《外台秘要》《太平圣惠方》《铜人腧穴针灸图经》均反复记载此法,且有所发展。《针灸资生经》蒲登辰序中甚至提到治愈案例;明代薛立斋《外科心法》中亦载有用隔蒜灸愈一患者纪实。1982年1月7日《光明日报》报道河南沈丘一农民用祖传灸法治千余例狂犬伤获佳效……至少说明仍有验证研究价值。艾灸究竟能否补狂犬疫苗注射之不足?其作用机制如何?是否因狂犬病病毒特别畏热耐寒之故?实验证明,这种病毒在阳光热力等作用下极易死亡,经56℃混悬液处理1小时可失去毒力,但在干燥低温环境即使-190℃,亦可存活3个月。故及时灸伤处,也许施灸产生的高温可直接对其病毒有较大杀伤力。如此看来,其作用似以热效应为主。

那么,艾灸究竟有无药效应?艾的药理作用如何?有何特异性与适应范围?燃烧后能否透入机体发挥疗效?其作用途径又是什么?艾灸与其他热源的效应是否有过对照观察、论证?目前多是未知数。其次,还有燃烧后的烟雾对人体健康有何影响?等等,诸多密码均有待破解。

艾灸转胎应继续探讨

皇甫谧《甲乙经·妇人杂病第十》有"……胞不出,昆仑主之"。孙思邈《备急千金要方》有针治难产、横生、侧生、逆产诸法,是针灸用于妇产科的较早记载。宋代张杲《医说》称张文仲治横生手先出,"灸妇人右脚小指头尖头三壮,炷如小麦大,下火立产"。明代《寿世保元》谓至阴穴治胎衣不下;张景岳《类经图翼》谓针至阴可使胎位"横者即转直"。这些都是进行艾灸矫正胎位研究的理论基础。

1985年,参与江西省艾灸至阴转胎临床疗效验证,对孕28～40周无病理情况且较难回转的臀位孕妇,进行灸疗观察。随机分成艾灸组241例,对照组264例。其艾灸组取双至阴穴,每日用艾卷灸2次,每次20分钟,连治1周,以转成头位者为成功。其对照组则不做任何处理,亦观察1周。结果:艾灸组转正率为80.91%,对照组转正率为49.24%,两组有非常显著差异。再继续观察其复变率(即矫正后又返原),艾灸组为8.20%,对照组为16.92%。但艾灸组复变者再灸后,大多能转为正常。故认为艾灸至阴矫正胎位有较好近期与远期疗效。

此外,还观察到,灸后外周血中前列腺素含量与子宫收缩、紧张性增加,胎动加强。发现与疗效有关因素主要有:①施术环境以室温12℃以上为佳。②28～32孕周患者效果更明显。这一成果虽获国家奖,且在世界针灸学会联合会报告,由于方法简便实用,疗效可重复性较高,还获得国外医界好评,然而此后继续研究者甚少。其实,还有不少问题,如有无更佳刺激工具、方法与部位?至阴的作用特异性如何?怎样获得长效、减少复变?以及治疗机制的论证等均有不少值得深入探讨之处。

哮喘用灸仍有优势

本来灸治哮喘疗效已被学界认可。但在 1975～1977 年赴突尼斯援外医疗期间,施用时却遇到了困难,因为患者多是远道而来,每日灸 1 次,频繁就诊,甚感不便。于是只好改用手术用羊肠线插入注射针管前端,后置平头针芯以推入皮下的穴位注线疗法取代灸疗。因这一疗法可经 10～15 日后复诊,大大减轻了路途往返的烦劳而受到欢迎。

不过,埋线也非尽如人意,有时仍不免要改用灸疗以适应病情需要。1976 年 11 月,一男性 45 岁患者就诊,病已 5 年,曾赴西欧各国求医,诊为过敏性支气管哮喘。每年冬天发作加重,药治仅有平喘抗炎等近期疗效,缠绵难愈。现呼吸困难,气喘气短,不能平卧,晚间难以入睡,吐出白色痰涎甚多,体质消瘦,食纳大减,特别畏寒,四肢发凉,口干,舌苔白厚腻,脉稍数,二便正常。初施注线治疗 2 次,观察近 1 个月,疗效欠佳。据其有明显阳虚表现改用艾灸定喘、膻中、丰隆诸穴,每日 1 次,每次约 30 分钟,持续灸 1 周后,症大减。再灸 10 余日,已不畏冷,呼吸基本正常,且能平卧,进食增多,患者甚感效果神奇。此例说明,灸治哮喘仍有其独到之处,而可补其他疗法不足。

灸治感染性疾病的前景

日前参加南昌市第一人民医院针治流行性腮腺炎课题鉴定,该研究因方法简便验廉,治愈率甚高而受到一致肯定。但会上有媒体记者提出:不用任何抗感染药物,仅凭一根小小的"干针"(非液体药物注射),真能杀灭病毒吗?经课题组研究人员说明:用针刺能提高机体免疫力和造成不利于生物病原体生存繁殖的环境等实验依据,并指出目前尚无抗病毒特效药物时,才使疑问涣然冰释。可见,推广针灸治疗感染性疾病,当前还存在科普宣传问题。

近半个多世纪以来,针灸治疗感染性疾病,包括病毒、细菌、霉菌、钩端螺旋体、原虫、蠕虫等几乎所有传染病都有大量临床与实验报道。证明了灸法有明显的抗炎抗感染作用。回忆研习针灸之初的某年秋天,祖父左大腿前上方突患红肿热痛的痈症,病灶迅速扩大,继现体温升高,呻吟床笫,不能安睡。叔父先用仙方活命饮清热解毒之剂内服,外用围药、膏药贴敷,未能控制病情发展。于是改用独蒜头捣烂铺患处,上置艾绒施灸,初灸时觉痛,灸至不痛为止,每日 2 次。翌日,病势顿挫;再灸 1 日,热退身凉,肿痛大减,至第三日,疮上出现数个小脓头,溃出脓液甚多而安。这显然是一种感染了溶血性链球菌、葡萄球菌等引起蜂窝组织炎的化脓性疾病，隔蒜灸有效，表明它对这些病原微生物有较好的杀灭作用。

20世纪60年代常下农村巡诊，按上法治毛囊炎等不少。有的农民因挑担摩擦肩上而引发毛囊疖或汗腺疖，往往此愈彼发，一处刚愈，他处又现，药治难以除根，甚感痛苦。初时用灸效果满意，后以取材受限或操作较繁之故，改用针治效亦佳，其法是取距病灶周围3～4厘米处，上下左右各刺一针，再于肩部原病区外围刺数针，较好地控制了蔓延再发。为何原用抗生素等难以根治？是否因该处血管较少，血循不畅，药物难以发挥作用，而用针刺病灶周围则能疏通经络，吸引抗菌物质到达病灶以更好发生作用之故。

在巡回医疗中还发现，针灸对病毒感染的带状疱疹，细菌感染的菌痢，原虫感染的疟疾、阿米巴痢疾乃至霉菌感染的脚气，甚至蠕虫感染的胆道蛔虫症等均有较好疗效，这些都千真万确说明了它的抗炎抗感染作用。

对霉菌感染的足癣、体癣等用灸疗甚佳。曾接诊一男性农民，患脚气多年，反复发作，夏秋季加重，用药难以根治，近日两足趾间小水疱出现较多，趾间皮肤发白、糜烂，奇痒难忍，乃告以勿再用手搔，注意卫生，保持干燥，防止传染扩散。经针刺八风、三阴交等未效，乃改取艾卷数支同时点燃熏灸患部，特别对痒处施灸，需靠近皮肤，令灸的痛感掩盖原来的痒感，此时患者当感特别舒适，灸至局部基本干燥为止。每次约20分钟，每日灸2次。3日后，患者称患部已干燥，原溃破处已愈合，再灸3日，基本痊愈。

后来，凡遇癣病患者均用灸疗为主，如曾治一右小腿外踝上4寸许一处体癣患者，称前几年曾患脚气病治愈，今年右小腿出现一块皮癣，甚痒（可能因原用手抓搔感染真菌传染所致），有时搔破后局部继现红肿痛。查见该处有一片边缘稍高于表皮的环形皮损，颜色深褐，表面粗糙，边缘有暗褐色小疹点，有细小皮屑掉落，称患部奇痒，搔抓难止，近日甚至扩散到左内踝上亦发，曾用多种癣药水药膏涂搽，难以除根。针对这一情况，即取艾卷灸患部约30分钟。并取艾卷数支交患者，令回家按法施灸，每日2次。特别叮嘱，无论何时，只要出现痒感即燃艾施灸，且灸至不痒为止。半月后患者来告，皮损及痒感基本消失，检查病灶恢复正常。

综上可见，针灸也是抗击病原体的克星之一。其特殊的抗炎抗感染作用，与用抗生素药物之借用外力以消灭病原体之直接作用不同，是通过针灸以激发调动机体本身原有的抗击外敌入侵的间接潜能实现的。两者手段不同，而作用则殊途同归。鉴于抗生素并非绝无缺陷，也许推广针灸应用有一定的补其不足意义。

关于施灸得气问题

《黄帝内经》对针刺得气颇多强调,但对灸法得气并无记述。此后,历代医籍均甚少论及。只是到了金元时代的罗天益在其《卫生宝鉴》中提到曾为一体质极差小儿施灸不得气而最终死亡案例,以印证其师窦汉卿"气不至无效"说的正确。清代《医宗金鉴·刺灸心法》则明确提到"凡灸诸病,必火足气到,始能求愈"。正式提出用灸也有得气要求。所谓"火足",即提示要准确把握刺激量。所谓"气到",即指出要达到灸感出现或传导,显然都直接关系到疗效。

关于灸的刺激量,古人治外科痈疽十分强调原痛要灸至不痛,原不痛要灸至痛为止的这一客观指标,颇有现实意义。20世纪60年代初,曾治一项部阴疽患者,局部不红不痛,但终日流脓不止,始用灸法,施轻刺激,只以局部潮红为度,每次10余分钟,3次后症无变化。后改用大艾卷灸局部延长到1小时左右,且灸至觉痛为度,1次即脓止大半,再灸数次,疮口收敛干燥而愈。

施灸得气表现,与针刺得气之酸、麻、痛、胀、重、放射等虽有某些相同之处,但以热感为多,曾治一30岁男性,胃十二指肠溃疡患者,有上腹痛、食纳减、全身畏寒、小便清、大便溏、舌苔薄白、脉迟缓等,属脾肾阳虚。在背部胆俞外缘找到了压痛敏感点施灸,少顷觉热感出现于深部且舒适异常。如此灸数次后,腹痛止,食纳大增。还有一例慢性结肠炎患者,常便溏、腹泻。在足阳明经下巨虚穴下方找到一压痛敏感点,施艾卷灸,灸至10余分钟后,患者诉腧穴局部热感消失,觉有一股热气上行至腹部,也收到了较满意的效果,续灸10余次(有时加腹部穴),诸证大减。

以上说明,敏感点施灸,确有表面不热深部热、局部不热远部热的现象。不过,这里所用的敏感点,是压敏点而非热敏点而已。灸感虽与疗效有关,其中仍蕴含着不少生命密码,如:是否灸不得气即预示无效?施灸得气究竟还有哪些表现?许多问题都有待于探索与发现。

热证可灸论

灸法宜用于阴盛阳虚的寒证,而忌用于阴虚阳盛的热证,这是人们奉行了一千多年的信条。自公元 2 ~ 3 世纪张仲景倡此说起,直到 1964 年版全国中医学院试用教材《针灸学讲义·针灸准则》还强调:"……但阴虚阳盛患者,不宜于灸,恐助阳伤阴。"1979 年版全国高等医药院校试用教材《针灸学·施灸的禁忌》一节也提到:"凡实证热证及阴虚发热者,一般不宜用灸法。"

热证忌灸,似乎已成定论。但是,对针灸学中这个有争议的重大问题,未通过实践检验就过早地下结论,看来未必适宜。

热证忌灸论值得商榷

热证忌灸论,导源于东汉末年张仲景的《伤寒论》,书中反复提出"火逆""火劫"等告诫,谓"微数之脉,慎不可灸,因火为邪,则为烦逆,追虚逐实,血散脉中,火气虽微,内攻有力,焦骨伤筋,血难复也",说明虚热证不可用灸。又:"脉浮热甚而反灸之,此为实,实以虚治,因火而动,必咽燥吐血。"是实热证用灸亦非所宜。至于热证施灸后可产生什么不良后果?书中列举发黄、谵语、惊痫、瘛疭、便血、衄血、口干、舌烂、烦躁,等等。

灸后出现这些病证,也许确有这样的巧合。但如果由此而得出结论,以为这就是误灸造成的后果,那就难以令人信服。事实上,针灸临床应用非常广泛,从未有人证实灸有这类副作用,更未发现哪部医学著作把灸列为这些并发症的原因或诱因之一。相反,从《备急千金要方》《外台秘要》《太平圣惠方》等医籍中可以看到,黄疸、惊痫等症是可以用灸作为治疗手段的。

温热病发展传变甚速,如急性甲型传染性肝炎可很快出现黄疸;暴发型流行性脑脊髓膜炎可迅速出现谵语、抽搐等神经系统症状。假令在这些症状出现之前恰好用了灸法,于是把这种疾病本身自然发展变化的趋向,误认作灸的"罪过",不是没有可能的。

所谓热证用灸可引起吐血、衄血等出血现象也值得商榷。广州市卫生局编的《中医临床经验》一书"温灸涌泉治疗肺结核咯血 60 例的报告"一文指出 60 例患者中,灸后有 54 例咯血即止或渐止,并无任何副反应,而肺结核大多属阴虚患者。至于用灸治疗衄血、便血的记载,古今文献也屡见不鲜。

由于张仲景是我国伤寒学派的祖师,是众所周知的医圣,故盛名之下,他的学术观点对后世产生了巨大而深远的影响。宋代《圣济总录》云:"近髓之穴,阳证之病,不可灸也。"并进一步指出了阳病不可灸的原因。《续名医类案》云:"若夫阳病灸之,则为大逆……故曰:不须灸而强与之灸者,令人火邪入腹,干错五脏,重其烦躁。"明代汪石山《针灸问对》云:"若身热恶热,时见躁作,或面赤面黄,嗌干咽干口干,舌上黄赤,时渴,咽嗌痛,皆热在外也,但有一二证,皆不宜灸。"

阳病热证不可灸吗？事实并非如此。曾治不少急性扁桃体炎患者，症见身热、口渴、脉数、舌红、咽喉痛，直接灸角孙、内关二穴各 3～5 壮。每日 2 次，2 日后症状基本消失。这与 1977 年第 2 期《新中医》有人报道用灯火灸治疗本病 300 多例的效果相仿。并未发现有"火邪入腹、干错五脏"等不良反应。

清代著名温热病学者王孟英，在《言医选评》中提到"虚劳病，惟于初起时急急早灸膏肓等穴为上策"。又说："设属真阴亏损，滋阴之药在所必用……又未可再以艾火劫其阴也。"

艾灸是否真可劫阴？对这个问题，明代李梴在《医学入门》中认为："虚损痨瘵，只宜早灸膏肓四花……如弱瘦兼火，虽灸亦只宜灸内关、三里以散其痰火。"显然，所谓"瘦弱兼火"，为阴虚阳亢无疑。假令灸法真可劫阴，又岂可妄用。再从《全国中医经络针灸学术座谈会资料选编》中的"200 例浸润型肺结核的隔姜灸并用化疗的临床研究"一文也可看出以"真阴亏损"为主的肺结核，不仅用灸未出现劫阴现象，而且还有一定疗效。

清代赵濂《医门补要》："凡红肿焮痛外症，最忌火针艾灸，并饮酒浆。不然，助火串毒，更肿痛异常。疔疮尤忌，犯之便走黄延肿，不可治疗。"

明代著名外科医家薛立斋对"红肿焮痛"的外科疮疡就是常用灸法的。《外科精要》："一儒者，患背疽，肿焮痛甚，此热毒蕴结而炽盛，用隔蒜灸而痛止。"又《保婴撮要》："一小儿，腿内焮赤，大肿发热，此血热内郁，而欲为脓耳。当先杀其大势，用隔蒜灸法，灼艾试蒜热，移患处二十余炷，痛始减；再三十余炷，肿渐消。"关于疔疮可否用灸，《严氏济生方》等文献云"治疗肿，灸掌后横纹五指"，并说此法甚验。清代林佩琴《类证治裁》虽有"疗疮先刺血，内毒宜汗泄，禁灸不禁针，怕绵不怕铁"之说，但又提到疗在项以下者可灸。可见，所谓"红肿焮痛""疗疮"等症，用灸可"助火串毒""走黄延肿"，并不尽然。

清代陆以湉《冷庐医话》："尝见有……痿症挟热，因灸而益重，是不可以不慎也。"其实，痿症挟热，用灸未必益重。尝治一小儿麻痹症，发病 2 周，左足痿软无力，不能站立，但肌肉未见萎缩，兼有舌红、脉数、唇红、便结等症。本拟针治，后因患儿不配合，乃改用灸法，每日在患肢髀关、伏兔、足三里施灸，2 周后能站立，1 个月后基本痊愈。此后对本病不论阴虚阳虚，多配合用灸，都有良效，并未发现有"因灸益重"者。

有些医案也提到误灸产生的不良后果。《孙文垣医案》："汪希明……素有痰火，旧曾吐红，张医用收涩之剂太早，以致痰与瘀血留滞经络……且为灸肺俞、膏肓……咳不能睡。又误作风邪，而投发散风剂，不思火盛得风，其势愈炽，血从口鼻喷出，势如涌泉。延予为治，六部洪数，身热而烦……全瘳。书云：病有六不灸，火盛者不灸。此由误灸，几于不保，故特识之以为好灸者龟鉴。"这本来是一则误投发散之剂而引起吐血的医案，但作者几乎把全部责任推给了灸法，似不公允。前已述及，肺病咯血是可用灸治的。

综上以观，可见历代医家有关热证忌灸之说是值得商榷的。虽然，其中有些记载并非全无根据，但也不可否认，不少人把疾病本身自然发展趋向而出现的症状或用其他疗法引起的不良反应强加给灸法，不适当地夸大了它的危险程度，使灸法蒙受了"莫须有"的罪名，从而影响了灸法的推广应用。

热证可灸的文献根据

大量文献资料表明，灸疗作用的特异性是不大明显的。《大观本草》《本经别录》《本草纲目》等均称灸能治百病，并未指出它仅仅适用于寒证。明代龚居中《痰火点雪》云："灸法去病之功，难以枚举，而其寒热虚实，轻重远近，无往不宜。"进一步说明灸法有着广泛的适应范围。只要我们稍加留意，在古代文献中不难发现，临床各科热证应用灸的记载比比皆是。

首先，从内科病证看，《明堂·下经》云："热病汗不出，灸孔最，三壮。"说明温热病可灸。《备急千金要方》："五脏热及身体热，脉弦急者，灸第十四椎与脐相当五十壮。"是热在五脏可灸。《千金翼方》："胃中热病，膝下三寸名三里，灸三十壮。"是胃热病可灸。《外台秘要》引《古今录验》："疗热结小便不通利方……取盐填满脐中，大作艾炷，灸令热为度，良。"此热在下焦用灸。《针灸资生经》："有士人患脑热疼，甚则自床投下，以脑拄地，或得冷水粗得，而疼终不已，服诸药不效，人教灸囟会而愈。热疼且可灸，况冷疼乎"，此头部热证用灸。罗天益《卫生宝鉴》："建康道按察副使奥屯周卿子，年二十有三，至元戊寅三月间病发热，肌肉消瘦，四肢困倦，嗜卧盗汗，大便溏多……约半载余。请予治之，诊其脉浮数，按之无力……先灸中脘……又灸气海……又灸三里……以甘寒之剂泻热，其佐以甘温，养其中气……"这又是虚中有热用灸。刘完素《素问病机气宜保命集》："泄者……假令渴引饮者，是热在膈上，水多入，则下膈入胃中……此证当灸大椎三五壮，立已。"是热泻用灸。

在内科，特别是虚劳骨蒸用灸更多，唐代崔知悌《骨蒸病灸方》称："尝三十日灸活一十三人，前后差者，数过二百。"宋代《苏沈良方》收载其法，作者自称"久病虚羸，用此而愈"。严用和《济生方》及陈自明《妇人良方》均盛称灸四花患门之功。《扁鹊心书》还载一医案："一幼女，病咳嗽发热，咯血减食，先灸脐下百壮，服延寿丹、黄芪建中汤而愈。"《丹溪心法》亦载一医案，称治肺劳咯血，发热肌瘦，为灸肺俞五次而瘳。此外，如《孙天仁集效方》灸劳法，云能治手足心热、盗汗等症。《痰火点雪》对此法推崇备至,称灸有"拔山之力"。《普济方》介绍肩井治骨蒸,并指出"若人面热带赤色者,灸之即瘥"。《针灸大成》称灸患门可治咳嗽、遗精、潮热盗汗等症。凡此都一致说明阴虚有热的虚劳骨蒸,是可以用灸法治疗的。

外科热证用灸的记载也不少,早在东晋时代,我国倡导灸法的先驱葛洪在《肘后备急方》中提到隔蒜灸法,据张杲《医说》称在江宁府紫极观掘得其石碑,碑文称可治"赤热肿痛"的"发背"。历代文献颇称其疗效,如《圣济总录》:"凡痈疽发背初生……须当上灸之一二百壮,如绿豆许大。凡灸后却似燃痛,经一宿乃定,即火气下彻。肿内热气被火夺之,随火而出也。"又《洪氏集验方》称此法"救人不可胜计",并举一例发背患者,灸十壮后红肿渐消。清代《医宗金鉴·外科心法》提到痈疽七日以内未成脓者,不论阳毒阴毒,均宜用灸法治疗,可使"轻者使毒气随火气而散,重者拔引郁毒,通彻内外"。

疮疡晚期已化脓可否用灸? 在薛立斋医案中可看到薛氏对此是常用灸法治疗的。此外,《外科枢要》载,薛氏曾治三例脱疽患者,一例是"足三阴虚而火动"症,另一例是"三阳经热毒壅滞"症,还有一例是"三阳经湿热下注"症,三例全部用灸法治愈。由此可见,外科热证也是可以用灸法治疗的。

在妇儿科方面,《扁鹊心书》记载:"妇人产后热不退,恐渐成痨瘵,急灸脐下三百壮。"《太平圣惠方》:"小儿热毒风盛,眼睛痛,灸手中指本节头三壮,名拳尖也。"《小儿卫生总微方论》:"小儿温疟,灸两乳下一指三壮。"《续名医类案》:"一儿年十四,痘后腰脊痛,不能俯仰,午后潮热,此骨髓枯,少水不胜火,肾气热也。灸昆仑穴、申脉穴各三壮,又以六味地黄丸加独活,及补中益气汤间服而愈。"由于魏之琇对热证用灸很不理解,故在这则医案之下,写了一段"既是肾热,何以用火攻而愈,其说可疑"的按语。

五官科热证用灸,《外台秘要》:"又扁鹊疗劳邪气热眼赤方,灸当容百壮,两边各尔。"又《续名医类案》:"丹溪治一中年人,右鼻管流浊且臭,脉弦小,右寸滑,左寸涩。灸上星、三里、合谷,次以酒芩、苍术……分七帖服之痊愈。乃痰郁火热之症也。"

总之,无论是哪一科热证,也不论是属于什么性质什么类型的热证,古代文献都有可灸的记载。我们有足够的根据说明,灸法不仅适用于阴盛阳虚的寒证,也可用于阴虚阳盛的热证。

热证可灸的理论探讨

热证之所以可灸,从祖国医学理论来看,似与"寒者热之"的治疗原则矛盾,但只要进行深入探讨，并非不可理解。第一，灸法可以热引热，使热外出，正如《圣济总录》所说："肿内热气被火夺之，随火而出也。"《医学入门》亦云："热者灸之，引郁热之气外发，火就燥之义也。"清代吴尚先《理瀹骈文》提到膏药外贴亦可用热药时说："一则得热则行；一则以热引热，使热外出。"也可用来解释实热证用灸的机制。第二，通过灸法助阳，从而达到阳生阴长的目的。《丹溪心法》："大病虚脱，本是阴虚，用艾灸丹田者，所以补阳，阳生阴长故也。"虚火是水不济火，非火之有余，乃火之不足，故古有脱血者益气，甘温除大热等治疗法则。葛可久《十药神书》治劳十方，用甘温者七，其理亦在于此。这又是虚热证为什么用灸的理论依据。

有人认为热证用灸即中医"热因热用"的"从治""正治"法，《丹溪心法》："火以畅达，拔引热毒，此从治之意。"但实际上两者是有区别的。因为中医治则中的"热因热用"，一般指假热而非真热，灸法所治的热证，既有假热，也有真热。两者内容不同，不能等同看待。

必须指出，温热药与灸法的温热作用也是有异的，前者是通过胃肠吸收而产生效应；后者则是通过刺激体表而起作用，两者治疗途径不同，引起的热反应肯定也是有区别的。一般说来，药物只有单向调整作用，如升高血压的药物一般无降压作用，降低血压的药物无升压效果。而灸法则不然，朱琏《新针灸学》译载日本樫田、原田博士研究结果称灸能引起血压升高。而1958年第2期《中医杂志》报道陈大中用灸治疗高血压病也有一定效果。显然，是对机体原来的功能状态起双向调整作用。1965年第5期《中医杂志》报道侯灿对湿热证施灸的结果也表明了这种作用。故灸治没有药物治疗那种"桂枝下咽，阳盛则毙；石膏入胃，阴盛以亡"的严重后果，这正是它的安全所在。

再从现代物理疗法中的温热刺激疗法来看，其中如中波电疗、短波电疗、微波电疗、泥疗、蜡疗等，都可治疗不少属于急性炎症的热病，说明热病应用温热刺激的灸法是完全可以的。

历代医家之所以对灸法忌用于热证深信不疑，就是因为他们对"寒者热之，热者寒之"这个治疗原则，视为可适用于中医所有治疗方法的普遍真理，忽视艾灸作用的特异性，从而产生了上述偏见。

当然，每一种疗法都有它的适应证，也有它的禁忌范围。由于古人提出灸法的禁忌证常有一定的主观臆测成分，故有深入研究的必要。《古今医案按》："一人稚年气弱，于气海、三里穴时灸之。及长，成热厥头痛，虽严冬，喜朔风吹之，其患辄止，少处暖及近烟火，其痛即作。此灸之故也，东垣治以清上泻火汤，寻愈。"这则医案可能不是虚构，问题是作者把老年患热厥头痛的原因归之于少时用过灸法，这种纯属猜测的判断推理方法，现在看来实在荒唐可笑。

灸法禁忌证研究涉及它的作用机制、艾叶功用以及刺激的强度、时间、部位与人体原来功能状态的关系等问题。对于这许多问题都必须深入探讨,它将有助于我们了解什么是真正的灸法适应证与禁忌证。

笼统地说热证忌灸,今天看来已不大确切。广大针灸工作者必须通过临床实践,积累大量观察资料,揭示灸法治病的奥秘,彻底弄清它的适应证和禁忌证,为发展针灸医学做出贡献。(本文从热证忌灸与可灸正反两方面,做了全面深入的探讨,提出了热证可灸说。不仅对传统针灸临床思维定式是较大冲击,而且对扩大灸法应用范围与提高针灸临床疗效,也有较大现实意义。原文发表于1980年第11期《中医杂志》)

针刺得气的探讨

中医学术领域中的所谓"气",有维持机体正常生理活动与抗御病邪的所谓"正气""真气""阳气"等,也有泛指一切疾病因子的所谓"邪气""非时之气"等。这里所称"得气"的"气",是属前者而言。针刺"得气",直接关系到疗效,深入研究这一问题,对于提高疗效有重要意义。

什么是针刺得气

所谓针刺得气,既是针刺人体引起的反应,也是人体"正气""真气"的反应。杨继洲在《针灸大成》中说:"轻浮、滑虚、慢迟,入针之后值此三者,乃真气之未到;沉重、涩滞、紧实,入针之后值此三者,是正气之已来。"在《黄帝内经》以及后世文献中把针下热感称为"阳气隆至",针下凉感称为"阴气隆至"。针下反应根据患者直接感受,通过临床观察,基本上有八种,即胀、痛、酸、麻、痒、热、凉、触电样放射。

针下反应的有无,一般成年人神志清楚患者,当然能直接陈诉。但对于小儿或神志失常和昏迷的患者,则只有依靠医生的指感来判断了。窦汉卿在《标幽赋》中提到:"轻滑慢而未来,沉涩紧而已至。既至也,量寒热而留疾,未至也,据虚实而候气。气之至也,如鱼吞钩饵之沉浮,气未至也,如闲处幽堂之深邃。"又《针灸大成》说:"……若气不朝,其针为轻滑,不知疼痛,如插豆腐者,莫与进之,必使之候,如神气既至,针自紧涩,可与依法察虚实而施之。"生动描绘了针下得气与否的医生指感,阐明了运针时如针下沉重紧涩,是已得气之征;针下轻浮滑虚,为未得气之象。但这也并非绝对的,在施术时,有时针体空松,如插豆腐,患者即诉有较强的反应;或者针体沉重,如鱼吞钩饵,患者又只有极轻微的针感。

除了医生在指觉中测知针下反应外,还可以从视觉观察,如果针体周围皮肤紧张,有凸起或凹下现象的是得气表现;若针体周围皮肤不紧张而无变化的,一般是未得气之征。此外,在施针时还可结合观察患者面部表情,如面部表现异常者当是得气,若无其事者可能未有反应。

尽管医生可以基本上判断出针下得气与不得气的情况,但针下得气属胀、属麻、属酸等,则不得而知,只有依靠患者的陈诉才能了解。

得气的快慢,《灵枢·行针》认为与人的体质以及阴阳盛衰情况有关。"黄帝问于岐伯曰:余闻九针于夫子,而行之于百姓,百姓之气血各不同形,或神动而气先针行,或气与针相逢,或针已出气独行,或数刺乃知,或发针而气逆,或数刺病亦剧。凡此六者,各不同形,愿闻其方?"岐伯回答的大意是:凡是"神动而气先针行"——针刺得气很快的是"重阳之人",这种人阳气偏盛,"心肺之气有余,阳气滑盛而扬",神气敏感,易为针所触动,反应易来。如"气与针相逢"——反应适时而至、不快不慢的是"阴阳和调"之人,这种人阴阳之气基本上无不平衡状态,"血气淖泽滑利",身体较为健康,所以既不迟钝,也不敏感。所谓"数针乃知"——经过反复行针始有反应,或者"针已出而气独行"——出针后反应仍未消失的,均是"阴多阳少"的人,这种人阴气偏盛,由于"阳气沉",所以在没有反应以前,很难取得反应,有了反应之后,又难消失。至于针后产生不良反应——"发针而气逆""数刺病亦剧",却是"粗之所败,工之所失"——医者手术的过误,与患者的阴阳之气和体质无关——"非阴阳之气……其形气无过焉。"综上所述,概括如下:

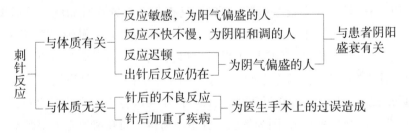

《黄帝内经》的这些说法是符合临床事实的,凡是阳气亢盛的人,多敏感,反应也快;阴盛阳衰的人多迟钝,反应也慢;阴阳之气偏盛不显著,反应适时而来,这种人病最易愈。当然,这是指一般情况而言,有时阳盛的人,反应不一定快,阴盛的人,反应不一定都慢,经文指出:"重阳之人而神不先行者何也? 岐伯曰:此

人颇有阴者也。"马元台:"阳中有阴,则阳为阴滞,初虽针入而与阳合,又因阴滞又复相离。"可见,古人早已知其"常",也知其"变"了。

为什么要得气

古人说:"宁失其时,毋失其气。"张隐庵在注《灵枢》中谈道:"夫行针者,贵在得神取气。"《针灸大成》"问候气"一节也说:"用针之法,候气为先。"古人如此强调刺针候气? 因为它直接关系到治疗效果,同时在诊断上也有重要意义。

得气,是取得效果的前提,《灵枢·九针十二原》:"气至而有效,效之信若风之吹云,明乎若见苍天。"所谓"气至而有效",并不意味着只要得气,百病皆效。只能理解为,要想产生效果,必先得气。正因为如此,所以本篇经文又指出:"刺之而气不至,无问其数。"《灵枢·终始》也说:"气至乃休。"

前面谈过,针下所得的气,就是人体的"正气""真气"……那么,我们从针刺得气情况,就可以推测人体"正气"的盛衰,从而判断疾病好转和恶化趋向,或针治收效的快慢,对患者做出预后诊断。《难经·七十八难》:"不得气是谓十死不治也。"《金针赋》:"气速效速,气迟效迟,生者涩而死者虚,候之不至,必死无疑。"《标幽赋》:"气速至而速效,气迟至而不治""死"和"不治"只能认为有死亡和难治可能,还是杨继洲说得较客观:"针若得气来速,则病易痊而效亦速也;气若来迟,则病难愈而有不治之忧。"明代李梴认为只有经过医生用各种方法取气而气还不来的便是死证,他在《医学入门》中说:"针下轻浮虚活者,气犹未至,用后弹努循扪引之;引之气犹不至,针如插豆腐者死。"这一说法就更具体了。

为什么气速效速,气迟效迟,取气不至,必死无疑? 因为气速是人体"正气"充沛的表现,正气足,收效自然快,病也易于痊愈;气迟是人体"正气"衰微的征象,正气衰,收效自然慢,病也就难于痊愈;至于取气不至,是标志着人体正气将尽,所以虽有"妙手",亦难"回春"。当然,是否所有患者均有如此严重后果,仍有待于严密观察后做出结论。清代魏之琇《续名医类案·慢惊》载:万密斋治"一儿发搐,五日不醒,药石难入,万针其三里、合谷、人中而醒,父母喜曰:吾儿未出痘疹,愿结拜为父,乞调养之,万曰:曩用针时,针下无气,此禀赋不足也,如调数年后出痘,可保无事,若在近年,不敢许。次年果以痘疹死。"此案说明,万氏已测知此儿日后会死于痘疹,因为他已从针下不易得气而知道他先天禀赋不足,先天不足,正气亏损,一旦病发,抗邪无能,死亡的可能性当然也就大了。

余曾治一病例:男性,年50余,患痰喘七八年,每年冬天发作更剧,咳喘,喉有痰声,不能平卧,胸部痞闷,脉象沉滑,舌苔厚腻,似属实证,先为针天突、肺俞,经取气仍无反应,乃改针丰隆、经渠,针入后如插豆腐,经过约半小时的候气探找,才于经渠穴找到一种极轻微的胀感,且很快消失,后虽改用灸法,但终至不治。

当针刺患者两侧同一孔穴而反应有显著差异时,应意识到这与内在的病理变化有关。1952年春治一人患两侧上牙痛,当时取两合谷、下关、翳风针治,但在针右下关和翳风时反应很迟钝,而左侧却很敏感且强烈,牙痛已止七八天后,又发生口眼向左㖞斜再来求诊。朱琏《新针灸学》亦记一病案:"一位姓薛的女同志,她一天尽想瞌睡,经过很多医生检查,有的说是贫血,有的说是神经衰弱,有的说是内分泌失调,注射过很多针药,内服药也用了不少,始终不见效,也找不出病根,以后经过针刺试治一星期的时间,发现她的左偏头部和右边上下肢对针刺没有感应,右偏头部和左边的上下肢就有较强的反应,这患者继续针了两个星期,头部和肢体对针刺有了一致的反应,她的瞌睡病也好了。"以上说明,当两侧针感出现差异时,提示对疾病诊断要深入检查,弄清原因。

针下不同反应与疾病性质有关,所以根据针下反应,还可诊断疾病的属性,李梴《医学入门》:"如针下沉重紧满者为气已至,若患人觉痛则为实,觉酸则为虚。"临床时,凡是实热证,针下反应往往是胀、痛、触电感;而虚寒证,又多是麻、酸或痒感,笔者治疗风湿病就是根据这一点来确定治疗方法的,第一次用针,凡发现针下多是麻、酸等感应的,以后就配用有温补作用的灸法,效果往往比单用针好。另外,风湿病针下的反应与症状多一致,如病症有酸的针下反应也酸,曾治一人,上肢臂部麻痹,针肩髃、臂臑、天井等穴时针下有麻感;下肢膝踝关节是酸胀,针犊鼻、阳陵泉、中封等穴时,针下亦是酸胀,七八次施针都如此。这说明同一患者由于上下肢症状不同,其反应亦随之而异。

得什么样的"气"好

不同性质的疾病,多样的针下反应,产生效果的快慢、大小也有差别。究竟是什么反应对什么病疗效更佳,又是一个值得研究的重要课题。

1. 反应的强弱与效果的关系

近年来出版的不少针灸著作认为:"凡是虚弱性疾病宜用轻刺激取得微弱的反应即出针;凡是实热性疾病宜用强刺激取得较强的反应才出针。"特别是所谓"虚弱性疾病只取得轻微感应即出针",临床照此应用,效果多慢,甚至无效。余曾治一女性患者,月经痛年余,每次发痛多在经后,绵绵不休,小腹拘急,经来色淡量少,面色萎黄,有时头目晕眩或心悸,舌苔白腻,脉沉细。证属虚寒,当时取三阴交、中极、关元等穴针刺只有微感即出针,第二次不仅无效,相反,在针后1小时痛势还有所加剧,第三次复刺上穴,先针右三阴交,手法虽轻,但患者胀麻甚,当即卧针不动,稍停出针,疼痛顿时消失。此后不论虚证实证,只要在患者能忍受的前提下,一律使之有较强反应,效果也有所提高。

由于后来多采用强刺激,针下反应强烈,因而晕针也较多了,但所有晕针患者,效果一般都好。1954年秋余治一例20余岁的男性痫证患者,病已七八年,时发时止,近来一天二三次发作,发作时猝然昏倒,神志昏迷,两目上视,手足抽搐,口吐白沫……每日选针十三鬼穴中的三四穴针2次,治疗3天仍不能制止,不过每次发作时间稍有缩短,第四天针太冲穴时(左),下针后患者称头晕眼花欲吐,接着昏倒,面色苍白,全身冷汗,立即饮以浓茶并刺人中、中冲始苏,此后,患者畏针而未进行治疗,但过了10天痫证并未复发。几年来曾碰到过10余例晕针患者,经及时护理急救,并未发生什么不良后果,所以晕针究竟要不要防止还是值得研究的问题。今后对于某种疾病在必要时是否还可运用"晕针疗法",有意识地用这种类似"休克疗法",使之晕针以提高疗效呢?值得探讨。

2. 反应的热凉与效果的关系

针下反应的凉或热,在《黄帝内经》里早已提到:"刺热厥者,留针反为寒,刺寒厥者,留针反为热。"又:"刺实须其虚者,留针阴气隆至乃去针也;刺虚须其实者,阳气隆至,针下热乃去针也。"又:"刺虚则实之者,针下热也,气实乃热也;满而泄之者,针下寒也。"凡是实热证必须针下有寒凉感才出针;凡是虚寒证必须针下有温热感才出针。

这种方法的临床意义,《扁鹊心书》:"一人患脑疽,日夜有数升,诸药不效,余为针关元穴入二寸,留二十呼,问病患曰:针下觉热否?曰:热矣。乃令吸气出针,其血立止。"又《儒门事亲》载:张子和治"梁贾人,年六十余,忽晓起梳发,觉左手指麻,斯须半臂麻,又一臂麻,斯须头一半麻;比及梳毕,从胁至足皆麻,大便二三日不通,往问他医,皆云风也,或药或针皆不解,求治于戴人,戴人曰:左手三部脉皆伏,比右手小三倍,此枯涩痹也,不可纯归之风,亦有火燥相兼,乃命一涌一泄一汗,其麻立已,后以辛凉之剂调之,润燥之剂濡之,惟小指次指尚麻,戴人曰:病根已去,此余烈也。方可针溪谷(笔者按:当是后溪及前谷),溪谷者,骨空也。一日晴和,往针之,用《灵枢》中鸡足法,向上卧针,三进三引讫,复卓针起,向下卧针、送入指间皆然,手热如火,其麻全去。"以上两例均属虚证,故用热补获效。

笔者临床治实热证针下有凉感,或治虚寒证有热感时疗效较好。曾治一"手发背"患者,手背漫肿焮红热痛,夜不能寐,呻吟不绝,据经脉循行分布,本病当属手三阳经,乃取手少阳经的四渎、手太阳经的支正、手阳明经的偏历穴,入针后,两手同时捻运,患者觉局部胀,再运针约10分钟卧针1小时痛止,2小时后痛又大作,复取前三穴,当提插四渎穴时,患者即诉有凉爽舒适感向下直达手背,顿时痛失,再卧针约1小时许,就不再痛了。又治一阳痿患者,曾针10余次,效果不显著,即取气海,用22号粗针迅速刺入,患者称针下有热感直达龟头,并说:"过去扎十多次针,从未有这样感觉。"第二天复诊,称病已好了。杨继洲《针灸大成》"补者直须热至,泻者务待寒侵",乃经验之谈。

3. 反应的放射与效果的关系

《针灸大成》:"有病道远者,必先使气直到病所。"是说凡在距病灶远部取穴扎针,必使针下反应到达疾病所在部位。笔者近年治10余例牙痛患者,其中针合谷反应反射到肩以上的多有立竿见影之效,龋齿痛有两例针时反应放射到肩颈部,同样立止其痛。另外,治一遗尿患者,年46岁,自诉从小即患此证,数十年未愈,当时取阴陵泉、肾俞、三焦俞、中极、关元等穴,针关元、中极二穴,无法使反应向下,二三次没有效果,第四次先灸关元10分钟(艾卷灸),再针中极,约5分钟才达到目的,此后患者约1个月来信称,不再遗尿了。

有些病位很难说局限在某一处,症状表现是全身性的,如疟疾、感冒等,笔者多取背部督脉及足太阳经穴治疗,治疟疾一般要针二三次才能制止发作,但如针大椎、陶道等反应放射到腰脊以下只要一次就可制止发作。又如用大椎治疗感冒,反应放射则退热效果好,一人针前体温39.2℃,针后不到10分钟即退到37.8℃;后来笔者又把这种方法用来治一例正在发作时的疟疾患者,针后不到一刻钟热退,且寒战停止。

反应的放射路线:往往与经脉循行的路线一致,多见于四肢部。头面胸背部的反应多是局限于孔穴周围,且放射路线有时与经脉一致,有时不一致。曾有一次针天枢穴,感应直下达水道部位片刻又消失;又有一次针膈俞,反应却沿肋骨下缘向胁下放射,值得进一步观察。

经脉循行方向:手三阳和足三阴是向中(由四肢走向头面胸腹),足三阳和手三阴是离中(由头面胸腹走向四肢)。但针下反应方向则多是离中的、由上达下的多,由下向上的少,例如针环跳反应多向下甚至到达足跟,而针足部踝关节周围孔穴,反应极少能放射至膝以上,这说明反应的放射方向与经脉循行走向关系不大。

怎样"取气"和"调气"

有些人反应迟钝,难得气,或虽已得气但不理想时,这就要进一步"取气"和"调气"。取气的目的有两个:①没有得气时要"得气"。②已得气而不够理想时,又要"得好气"。具体方法分述如下:

医论选

1. 如何取得反应和如何加速取得反应

该法也称"催气"法，有如下几种：

加强刺激法：《金针赋》："气不至者……以针摇动进捻搓弹，直待气至。"或用"龙虎交战"法（左捻九，右捻六）和一进三退法，有时也采取一穴多针法，即于所刺孔穴周围再加二三针同时运针。

"苍龟探穴"法：《医学入门》"以两指扳倒针头，一退三进，向上钻剔一下，向下钻剔一下，向左钻剔一下，向右钻剔一下"。应注意：将针提至皮下，然后斜向另一方向刺入；钻剔方向最好是骨边缘，如刺合谷可提针再向第二掌骨边缘刺入，在胸背部沿肋骨下缘探找；要结合捻转提插，注意勿刺伤重要脏器。

卧针候气法：一般是卧针约 30 分钟，每 5～10 分钟运针 1 次。但有时亦不必运针，治一口眼喎斜患者，为针地仓、颊车、四白、瞳子髎时反应很弱，乃卧针候气，约 8 分钟患者即诉地仓、颊车二处胀甚，但四白、瞳子髎还是经过运针后才有较强的反应。

爪切指循法：《针灸大成》"凡下针若气不至，用指于所属部分经络之路上下左右循之"。又："气不至者，以手循摄，以爪切掐……直待气至。""气若不至来，爪甲切其经。"可知爪切指循部位，一在针体周围，一在所属经脉上下。前法应用在头面胸腹腰背等穴，后法用于四肢孔穴。

加灸法：曾治一人，左上臂顽麻已 10 余年，肌肉萎缩，形寒肢冷，第一次先针患侧的肩髃、天井，然后加灸，针时反应微弱；第二次先灸后针（仍用前穴），得气快而强了。后来，用此法治虚寒证而得气难的患者，同样取得了良好的效果。应用时不一定针灸同时用，还可间隔用，即先灸 1 个疗程（约 7 次），再针 1 个疗程，效果同样可靠。

以上五法往往配合应用，临机应变，灵活掌握。得气之后还必须"守气"，不然，反应像"昙花一现"立即消失，同样影响效果。《素问·宝命全形论》指出："经气已至，慎守勿失，深浅在志，远近若一，如临深渊，手如握虎，神无营于众物。"怎样守气？除了医者聚精会神外，还可以在卧针过程中做一些必要的运针，杨继洲说："徐推其针气自往，微引其针气自来。"似指此而言。

2. 使气达病所法

捻针法：古人认为捻针的方向与反应的放射方向有关，高武《针灸聚英》："捻针使气下行至病所，却外捻针使气上行，直过所针穴一二寸。"《金针赋》："调气之法，下针至地之后，复人之分，欲气上行，将针右捻，欲气下行，将针左捻。"《针灸大成》："转针向上气自上，转针向下气自下，转针向左气自左，转针向右气自右。"这里所说的捻针方向是以医者右手为标准，如拇指、食指持针，拇指向前食指向后捻即是转针向左向下，针下反应也就向左向下，反之，就是向上向右了。

这种方法，有时可以达到目的，有时却向相反的方向放射，特别是针足三里欲气向上，往往向下放射到足部。

按截法：即用手指按于针的上方或下方，阻止反应向与病所相反的方向放射，《医学入门》："欲气前行，按之在后，欲气后行，按之在前。"《金针赋》也提到："按之在前，使气在后，按之在后，使气在前，运气走至疼痛之所。"曾治一目痛红肿患者，为取三阳络施针，由于在第一、第二次针时反应均向下，第三次将指按于针下方，反应果然向手上臂扩散了。

针尖向病所：据说有效，但难如愿，如治风寒头痛，刺列缺针尖斜向上，反应不易使向上，反而放射到拇指。

接气通经法：临床经常遇到针下反应不能通过关节，《金针赋》："若关节阻涩气不过者，以龙虎龟凤通经接气。"《针灸大成》提出可先用"苍龙摆尾"，后用"赤凤摇头"。笔者用的是另外两法：一法用于气不过关节，例如针环跳，反应向下不能过膝时，即可在该经的阳陵泉下针以引之，往往可接通；另一法用于反应放射不远，如针三阴交反应到地机穴即不再向上时，于地机加针，即其气在哪里终止，就在哪里加针。

按经取穴：要想使气到病所，必须按经取穴，因为经脉循行与反应路线基本一致，例如头部病，用了不通向头部的阴经穴，是不易使气上行到头部的。

暗示法：针前医生将反应可能放射的方向路线告诉患者，使凝神注意，往往可起到辅助作用。

3. 怎样使针下有热感或凉感

古说不一：《黄帝明堂经》及高武《针灸节要》认为："补针鼻吸口呼，内自觉热；泻针鼻呼口吸，内自觉清凉。"《针灸大成》谓："一进三退冰冰冷，三进一退火烧身。"又："急提慢按如冰冷，慢提急按火烧身。"杨继洲注《标幽赋》的说法又不同："凡病热者，先使气至病所，次微微提退豆许以右旋夺之，得针下寒而止；凡病寒者，先使气至病所，次徐徐进针以左旋搓提和之，得针下热而止。"李梴《医学入门》更说得神秘："男子午前提针为热，插针为寒；午后提针为寒，插针为热，女人反此。"

前面所举《扁鹊心书》与《儒门事亲》医案两例均是取得了热感，但前者是用了"入二寸、留二呼"法，后者是用了《灵枢》中"鸡足针"法，"三进三引讫，复卓起针，向下卧针"。在《扁鹊心书》中还有这样一则医案："窦材治一人头风，发则旋晕呕吐，数日不食，为针风府穴，向左耳入三寸，去来留十三呼，病患头内觉麻热，方令吸气出针，服附子半夏汤，永不发。"也是用留针法取得了热感。

据上所述，可见古人对如何取得热或凉感并无定法，后世多是根据《针灸大成》的方法应用。1957年7月《中医杂志》刊登了李志明《我对针刺疗法古今手法操作的初步认识》一文中谈道："烧山火可以找到酸胀感后,令拇指向前捻或紧按慢提,可产生热感,透天凉法是找到反应后,令拇指向回收或紧提慢按,可产生凉感。"但笔者用仍不理想,临床要想取得凉或热感,绝不仅仅只有《针灸大成》的方法才可达到目的,如有数次针昆仑和神门等穴,下针即有麻热或痛热感,一次治肘关节扭伤肿痛患者,针小海、天井等穴留针约 30 分钟,即将天井一针提起又复插下时,患者即诉有清凉感。显然,这与古人所说没有共同之处。总之,在这一问题上,现在还未掌握规律,但临床取热感多易,取凉感少而难。

其次,笔者临床凡是针中了血管多有热感和烧灼感,这是否可算"烧山火"?有没有同样功效?有待证实。(本文发表于 1959 年 7 号《中医杂志》,魏稼教授认为"得气""调气"与疗效密切相关,要掌握好针刺手法操作,提高疗效,必先获得针感,并恰当调控针感。文章发表后,学术界认为临床意义较大,1960 年 7 月人民卫生出版社出版的《现代针灸资料选集》第 4 集转载此文。其后,全国兴起了经络感传研究热,不少学者从实验和临床研究中,证实了其见解的正确性)

论无创痛针灸

自提出无(微)创痛经穴刺激疗法将在未来针灸舞台扮演主角以来,社会舆论颇多关注,认为这是针灸发展史上一次具有划时代意义的重大变革,符合"三个面向"的战略时空观,前景可喜。然而,持异议者则忧心忡忡,断然否定,认为:①命题矛盾。既云针灸,而激光、经穴贴压……则与针灸风马牛不相关?②创痛难免,也无须避免。不少患者接受针灸快感成瘾,有创痛针灸疗效尚佳,依然门庭若市,置疗效于不顾而侈谈工具改革,是把发展针灸引入歧途。不应因噎废食。③工具的异化,必然冲击传统模式,带来疗效滑降,未来实难预卜。④势必否定针刺手法、得气、艾灸等千古定论,导致针灸精髓的抛弃与丢失。⑤发展无创痛"针灸",必然否定有创痛针灸,因此,这不是发展性战略,而是消灭性战略。⑥微弱刺激,岂是万能!总之,鼓吹无创痛化,实属导向错误,不是发展针灸的正确目标方向,而是把它引进死胡同。上述问题,本有部分答案,这里有必要提出进一步商榷。

命题的由来

无创痛针灸学是运用不造成创伤或痛苦的工具或操作,接触刺激体表经穴以防治疾病的一门新兴医学。但须指出:第一,不摒弃传统无创痛工具与操作。第二,医疗工具多样化了,仍需应用经穴,包括无固定部位的阿是穴在内。第三,并非绝无创痛。轻度的酸、麻、胀及皮肤小水疱等不完全排除。

基于如上所述,故命题并不矛盾。何况针灸二字冠以引号,即示内涵特殊。之所以仍称"针灸",乃因它仍包括了传统的锝针、温灸在内;激光"针"、穴压……疗法脱胎于针灸,与针灸基本理论与机制相通,且都应用经穴获得效应。这些疗法又多是针灸医生使用。现代教材、杂志期刊、学术会议仍习惯地把它作为针灸学的内容。

历代医家致力于针灸减痛者不乏其人,如葛洪、窦材、龚信、吴师机等均卓有建树。20 世纪 50 年代《大众针灸》《山东医刊》《广东中医》陆续发表无痛针法文章,提示为共同追求。所谓"快感成瘾",究属少数;"创痛难免",未必尽然;"无须避免",则未免背离人道。

如今,探索新工具的触角延伸到现代科技的诸多领域,异彩纷呈的声、光、电、磁、冷、热等工具不断涌现,给无创痛"针灸"注入了新的活力,改变了这个大"家族"的成员结构。如超声"针"、红紫外线穴位照射、激光"针"、微波"针"、微弱的穴位电流、穴位药物离子导入、经穴磁疗、液氮穴位冷冻、酒、醋、泥沙、坎离砂、化学热疗垫穴敷等大批现代理疗工具的引进、渗入、结合,冶经穴与理疗于一炉,既源于针灸理疗又高于针灸理疗,成为中西医学嫁接点上萌发出来的一门交叉前沿学科。

可见,无创痛"针灸"源远流长,古已有之。当今又有长足进展,有众多的疗法与丰富的理论,表明已不仅仅是一种疗法,而是一门正在自发迈向显科学的潜科学。称之为医学,实乃瓜熟蒂落,水到渠成,并非人为地标新立异。

必要性与可行性

发展无创痛"针灸"的意义主要有:①舒适安全地接受治疗,是人心所向、众望所归。随着社会的进步与生活水平的提高,这种愿望更加强烈。实现无创痛,不但顺应了民意,也为它顺利走向世界开了绿灯,利于消除所谓"针刺能导致交叉感染而成为艾滋病等传染媒介"的疑虑。②最大限度地减免疾病或疗法给患者带来的痛苦,也是医生的天职。此外,对减轻劳动强度,取代长时间操作和留针,减少施术次数与频繁就诊,精确控制刺激量,发挥各种疗法的特长与优势以至提高疗效也有重要意义。③春秋战国以来,中药发展速度大大超越了针灸的发展,这与针灸本身存在这个致命弱点并非无关。武则天对针刺破皮流血的反感与震怒,道光帝下诏禁止太医院针灸一科……同情者必定大有人在,显然成为发展针灸的巨大阻力。克服创痛,势必皆大欢喜,受到更加广泛的支持与真诚的欢迎,从而为加速针灸发展排除障碍、铺平道路。④冶金时代,金属针代替了石器时代的砭石,如今,人类社会已进入高度文明发达的新时代,引进现代众多的物理、化学、生物……无创痛工具以取代金属针,符合社会发展规律与中医现代化进程。任何事物不发展就会消亡,在现代医学突飞猛进的今天,各种医疗手段都在激烈竞争,各显身手,如果针灸故步自封,不求进取,实属生存危机。故发展无创痛"针灸",还是针灸救亡的需要,绝非危言耸听。

无创痛"针灸"已有多种行之有效的疗法,有大量临床实践与古今文献,有一支热心于学科建设的队伍,有现代仪器设备与科学技术,有整个社会的支持……加之五花八门的新工具不断涌现,基础条件与可行性具备,预计扮演主角不是没有可能。

是战略突破口,非最终目标

无创痛"针灸"学,是在关于发展针灸战略一文中提出来的(原称经穴无痛医学),故有人误认为这就是发展针灸的战略目标;就是排斥传统的有创痛针灸。只提工具改革,不管疗效如何,是舍本逐末、偏离正确的方向与目标。

针灸发展的战略目标,主要应瞄准高效、速效、特效、长效、安全、无苦、简便、经济,疗效又是前提。而战略突破口最终是要推行工具革新,发展无创痛穴疗。这个观点早已做了论述。前者是目的,是主攻方向,后者则是达到上述目的的一种手段。目标与突破口、目的与手段概念各异,不可混为一谈。但是,两者又是紧密相关,相互依存的,不可对立起来看待。发展无创痛"针灸"并非不顾疗效,它仍把提高疗效放在头等重要位置,同时又兼顾了可接受性,应当说是大好事,不存在偏离正确方向与目标问题。当然,要实现针灸的无创痛化,掌握刺激强度、深度、时间等也密切相关,革新工具虽非唯一手段,但却不能否认它毕竟是主要手段。

至于是发展针灸还是消灭针灸?应当认为,无创痛"针灸"的发展,就是对传统针灸的发展,是事物推陈出新,生命力旺盛的表现,决不能看作消灭。即使一旦基本取代,也应视为传统针灸在前进道路上出现的飞跃与突破,是量变到质变的标志,表明它提高到一个崭新阶段。

前景预测

疗效是根本,是生命线,是任何医学赖以生存延续的必备条件。故预测前景,必先立足于疗效,聚焦于现实;分析现状与发展趋势,判定目标实现的可能性。

古代无创痛工具与操作,历经千百年应用而长盛不衰,足以表明其疗效毋庸置疑。现代工具与针刺艾灸比较有无优越之处?则需深入探讨。这里略举数例,以窥一斑。重庆医科大学附属儿童医院有人报告,用氦氖激光照射与针灸分组对照治疗小儿肠炎110例,两组均取足三里、三阴交等穴。结果:激光组69例中,治愈55例;针灸组41例中,治愈29例,疗效相仿。北京儿童医院有人报告,用微波与针灸对照观察治疗小儿遗尿症110例,两组均用关元、中极、肾俞、大椎等穴,结果:微波组66例中,治愈42例;针灸组44例中,治愈20例。经统计学处理,疗效无显著差异。

北京中国中医研究院针灸研究所等学者报告,用王不留行籽压耳与埋针对照,观察治疗遗尿症百例,均取耳肾、心、皮质下、兴奋点治疗1个疗程。结果,王不留行组322例,治愈58例,显效73例;耳针组61例,治愈10例,显效16例。"发现两者之间的疗效极近似"。认为"完全可用籽代埋针"以"减少小儿的痛苦及避免造成耳郭感染的危险"。

用上海生产YDZ-4型软管低温治疗机,以液氮冷冻穴位,治疗咳喘204例,取肺俞、膻中等穴,显效加痊愈率74.55%。用磁贴中脘、天枢、气海穴等治蛔虫病114例,有效率95.2%。用远红外线照射阿是穴加命门、肾俞并用电兴奋机做按摩点压,治疗急性腰扭伤248例,治愈183例。虽均未设对照组,但与针灸治疗报告比较,疗效并不逊色。

再如江西省人民医院有人于神阙拔罐治荨麻疹,江西医学院第二附属医院有人用气功运气结合点按攒竹等治顽固性呃逆,陕西某单位研制的"魔针"治疗许多疾病,昆明医学院第一附属医院以自制全息磁针仪用于临床诊疗……都治愈了不少有创痛针灸失效的病例。至于用针刺无效而改用药物穴位敷贴而取效者也不罕见。足见无创痛"针灸"对某些人,某些病的疗效,还有独到之处。推广运用,不仅不导致疗效滑降,且有可能提高,能充分发挥各种穴疗的优势互补作用。

上述报告科学的严密性有待提高,确定性有待进一步验证,但新工具有易被接受等特点,即使疗效稍低,潜力与吸引力仍然甚大,临床也将列为首选疗法。

再看发展趋势。这里选择有权威性、代表性文摘、论文索引,统计其近40年来发表的针灸临床论文如下:1951~1958年1 375篇,其中无创痛法应用仅52

篇。且大多是用温和灸、指针等,治疗病种相当少。1971～1978 年 912 篇,其中无创痛法应用为 96 篇。用到激光、超声波、磁、微波、经穴压敷……20 余种工具,所治病证约 50 余种。1981～1987 年 1 283 篇,其中无创痛法应用达 241 篇,使用频率大大增加。新增工具有穴位冷疗机等,所治病症已扩展到百种左右。

可见,无创痛"针灸"应用,近 20 年呈急剧上升趋势,展现了广阔的发展前景。

无意否定手法补泻

"皮之不存,毛将焉附",伴随着针刺艾灸的弃用,不是对操作手法彻头彻尾的否定吗? 手法应用的意义如何? 对不同患者病情是否确有不同操作要求? 针刺是否必须讲究手法? 答案是肯定的。因为它符合唯物辩证法原理,也符合近代实践研究得出的刺激强度时间与效果密切相关的结论。

至于古代手法补泻理论,要看到其中必有合理部分,如烧山火、透天凉以针感的凉热作为目标,把针感与机体功能反应结合起来,似更客观、合理、实际,然而究竟用何种操作手法准确无误地达此目的? 成功率多高? 规律仍有待揭示。还有迎随补泻,古说有 8 种左右,以何说为准? 以刺激轻重分补泻,《备急千金要方》与《针灸大成》所述枘凿,又何以适从? 大多不分对象部位,仅仅单方面硬性机械规定捻转、提插要求,岂非对"补泻效应与机体的功能状态有着密切关系"这一事实的否定;加之古人对补泻手法的描述,往往缺乏明朗化、标准化,实施困难;故近代学者大多只强调得气,采取强、中、弱三种刺激,且多是一般定性,缺乏严格定量;多是意念控制,缺乏客观指标。科研结论甚少,因而古代手法仍处于精华糟粕难分状态。

提倡无创痛"针灸",并不干涉手法应用研究的自由。对待学术,还是多思路、多格局、多途径好,即使是公认为严格意义上的科学,从不同角度,用不同手段进行再探索,未必不是好事。

无创痛"针灸",并非绝无手法操作可言。它何尝没有刺激参数、强度、时间、频率、波型的定量控制? 不过内容、形式、手段、方法有所不同而已。

应允许对"气至而有效"提出质疑

放弃针刺,必然无所谓"气至",那么,"气至而有效",岂非成了空话!

这里,应首先界定"气至"的范围与内涵。"气至",《黄帝内经》本无确指。可能与当时针砭交替这个历史背景有关。在《标幽赋》才有明确生动的描述。

此后一般认为:主要指针刺引起患者的酸、麻、胀、重、冷、热、痛、痒或蚁走感、水波样感、触电感……针感而言。直到现在,人们大都这样理解《黄帝内经》"气至"的本义。

"气至而有效",应认为"气至"是有效的基础和前提。不可理解为凡"气至"者必效。此语历来为学者共识、认同,奉为神圣不可置疑的信条。《卫生宝鉴》记载元代针灸大师窦汉卿曾与当时名医罗天益在言谈中,透露了这一信念。如今,针灸工作者总是千方百计追求针感、激发针感与控制针感,以期获得最佳疗效。

果真要气至才有效,气不至则无效吗? 应当说肯定者不乏事实根据,然也不无疑窦:第一,是否已有足够的科学论据,绝对肯定它是定理? 抑或仍属流行意识,惯性意念范围? 第二,为何温和灸、穴位压敷……不强调"气至",现代腕踝针不要求针感,亦能取得疗效? 可见,提出质疑并非毫无根据。不少科学理论看似天衣无缝,实际未必无懈可击。达尔文的生物进化论也遇到了挑战,何况其他! 质疑、挑战能促进认识的深化,带来理论的突破。适者生存,不必担忧!

近年来,随着经络感传(亦称针感,当属气至现象)研究的深入,揭示了感传有显性、隐性之分,前者一般指患者主观意识不到的感传轨迹。隐性感传这个新概念的提出,表明得气定义内涵的外延,为解释无创痛"针灸"提供了理论依据。提示隐性得气也许是其作用途径之一。有人通过针刺内关调整心功能观察,记录了心电图、心音图、心阻抗血流图的变化,证明两种感传,均对针效有显著影响,这就进一步证实了"气至而有效"也许确是颠扑不破的真理。无创痛"针灸",并非绝无显性得气,其作用机制,仍可用感传理论解释。它虽不主张出现令人难以忍受的针感,但得气奥秘同样需要揭示。

施灸未必用艾

以各种热刺激取代艾灸,是对灸必用艾百分之百的推倒。固然,否认灸必用艾,目前为时尚早,但是,灸不用艾也是千真万确的事实。《肘后备急方》记载的竹茹、纸屑、黄蜡灸,许多古代著作中的桑枝、桃枝、灯火、日光灸……一致表明灸用工具材料,并不局限于艾叶,朱琏《新针灸学》提出的烟草灸,近年来报道的电热灸、红外线穴位照射……还有用棉花点燃病损处,治带状疱疹 30 例,全部治愈。或用黄麻搓线浸入硫黄、麝香酒中,取出待干点燃,于患部施灸,治女阴白斑 50 例,愈者 26 例。或划点火柴速按穴上爆灸,取隐白、脾俞、肾俞等穴,治功能性子宫出血 40 例,4 次治愈 30 例,显效 8 例,无效 2 例。这说明凡是可燃或加热器物,均可用作热源与灸具,且疗效可与艾灸媲美。这就动摇了灸必用艾的传统观念,同时也尖锐地提出了艾灸究竟是热效应还是药效应? 抑或两者兼而有之这个问题。假如确有药效应,为何不用艾亦效? 而强调一律用艾,难道说艾叶万能? 各种施灸器物没有特异性作用吗?

灸必用艾与灸不用艾,看来都有可以肯定和否定的一面,也有难以肯定或否定的另一面,只有进一步阐明其药理作用以及作用途径,弄清艾烟对人体有益(空气消毒)还是有害(空气污染)? 再比较各种灸法的优劣和适应证后,才能做出正确的回答。

微弱刺激不应万能

一律用微弱刺激,未必能全面适应千差万别的客观需求,这一认识应当说是对的。

创痛的大小与有无,在一定程度上反映了刺激量的大小与强弱(当然不应是必然联系)。废止创痛,一般意味着大而强的刺激,没有存在的必要。然而强刺激对某些疾病或患者似有特殊需要。例如:现代连篇累牍报道,用强烈难忍的烧灼起疱化脓灸治疗支气管哮喘,获得了良效;北京中国中医研究院针灸研究所一教授在西医电休克治疗精神分裂症的基础上,研制出电针休克机,用以治疗狂躁型患者,刺激强度几达极限,但副作用小,安全度增加,一般只需施术数次,即可达 90% 以上临床近期治愈率,说明强刺激的临床效价不可抹煞。今后如何与弱刺激进行严格的对照和对强弱刺激各自适应范围的研究观察很有必要。

强与弱的两种刺激,应当说都有实践意义。在 20 世纪 70 年代掀起的那股强刺激热中,有人提出刺激越强则疗效越佳,足够而强大的刺激量是提高疗效的关键。此说虽未免偏激,但至少说明强刺激不可偏废。

总之,发展无创痛"针灸",是指在基本保证疗效的前提下而说的,并不一概排斥有创痛。当前正如强弱刺激都应并存一样,针灸创痛的有无也应同时并存。

如何发展

发展无创痛"针灸"必先端正认识,强化革新意识。首先,要看到针灸是一门古老而年轻的学科,理论模式的规范性、精确性……有待提高,需要深入研究的课题很多。有创痛针灸的缺陷众所周知,无创痛"针灸"则具有历史性、创造性、发展性、超前性等许多特点,虽然目前的不成熟性依然很大,与社会化传统有一定距离,但它毕竟是多数人的合理要求与殷切期望。因此,一定要克服传统儒学惰性与因循守旧思想,为它提供更多的发展机会,使之能与有创痛针灸展开角逐,争取在未来针灸舞台扮演主角。必须强调,发展无创痛"针灸",不能抛弃有创痛针灸中的精华和有用部分,目前应当像美国发展无刀型导管、激光、声波组成的遥控手术一样,不排斥手术刀的应用,应允许共同发展。

其次是制定规划,宏观引导,群策群力,脚踏实地地进行临床实践与科学研究。通过一个个疾病、一种种疗法的对照观察总结,最后优胜劣汰,用优选法逐步完善这门学科。要力争 30 年内使它在针灸临床上的应用达到 50% 以上。至于最终能否取代尚难预料,即使实现也不能一蹴而就,毕其功于一役,金属针取代砭石也走了漫长的历程。[1988 年魏稼教授提出发展无创痛针灸之后,引起了许多报刊的广泛关注。1990 年 4 月,《健康报》记者时骏对此专访了魏稼教授。5 月 8 日在该报第一版刊发了"魏稼提出无创痛针灸学观点"一文。接着,5 月 20 日《文汇报》(星期文摘),27 日《光明日报》主办的《文摘报》都做了文摘转载。11 月 29 日《科技日报》以及《江西日报》《信息日报》等也进行了报道。在这些表达全民心声的重要传媒对此颇为赞赏之时,学术界也许因传统观念受到冲击引起了些许不安和躁动,于是有人对此提出了不同见解或异议。1991 年 7 月 29 日《中国中医药报》发表的"无创痛针灸将扮演主角吗?"一文以及发表于同年第 4 期《江西中医药》的本文,就是对诸多异议的答辩]

《黄帝内经》"穴法"是真谛

《黄帝内经》的腧穴定位

《黄帝内经》论腧穴刺灸部位,蕴含着穴法理论的真谛,后世学者诠释解读,似乎渐入误区。这里以历代名著记载的十二井穴定位为例加以说明:

	《黄帝内经》载所属经脉脏腑	战国秦汉的《灵枢·本输》	古今名著				
井穴			晋代皇甫谧《针灸甲乙经》（引录《明堂孔穴针灸治要》）	唐代孙思邈《备急千金要方》《千金翼方》	宋代王执中《针灸资生经》	明代杨继洲《针灸大成》	现代《经穴部位文献考与解剖》
少商	手太阴肺	手大指端内侧也	在手大指端内侧，去爪甲如韭叶	同《针灸甲乙经》，在"爪甲"后加"角"字	同《备急千金要方》	同《备急千金要方》	在手指，拇指末节桡侧，距指甲根角侧上方0.1寸（指寸）
中冲	（《针灸甲乙经》手厥阴心包）	手中指之端也	在手中指之端，去爪甲如韭叶，陷者中	同《针灸甲乙经》，但称此属"手厥阴心主经"	同《针灸甲乙经》	同《针灸甲乙经》	在手指，中指末端最高点
少冲	《黄帝内经》缺载（《针灸甲乙经》称：手少阴心）		在手小指内廉之端，去爪甲如韭叶	同《针灸甲乙经》	同《备急千金要方》	同《备急千金要方》	在手指，小指末节桡侧，指甲根角侧上方0.1寸（指寸）
大敦	足厥阴肝	足大指端，及三毛之中也	在足大趾端，去爪甲如韭叶及三毛中	同《针灸甲乙经》	同《针灸甲乙经》	同《针灸甲乙经》	在足趾，大趾末节外侧，趾甲根角侧后方0.1寸（指寸）
隐白	足太阴脾	足大指端内侧也	足大指端内侧，去爪甲如韭叶	同前"少冲"穴	同《针灸甲乙经》，在"韭叶"后加"宛宛中"	同《备急千金要方》	在足趾，大趾末节内侧，趾甲根角侧后方0.1寸（指寸）

36

井穴	《黄帝内经》载所属经脉脏腑	战国秦汉的《灵枢·本输》	古今名著				
			晋代皇甫谧《针灸甲乙经》（引录《明堂孔穴针灸治要》）	唐代孙思邈《备急千金要方》《千金翼方》	宋代王执中《针灸资生经》	明代杨继洲《针灸大成》	现代《经穴部位文献考与解剖》
涌泉	足少阴肾	足心也	在足心陷者中，屈足卷指宛宛中	同《针灸甲乙经》	同《针灸甲乙经》	同《针灸聚英》"宛宛中"，后加"白肉际"	在足底，屈足趾时足心最凹陷处，约当足底第2、3趾蹼缘与足跟连线的前1/3与后2/3交点凹陷中
至阴	足太阳膀胱	足小指外侧也	足小指外侧，去爪甲如韭叶	同《针灸甲乙经》，在"爪甲"后加"角"字	同《备急千金要方》	同《备急千金要方》	在足趾，足小趾末节外侧，趾甲根角侧后方0.1寸（指寸）
足窍阴	足少阳胆	足小指次指之端也	在足小指次指之端，去爪甲如韭叶	同《针灸甲乙经》，《千金翼方》，在"爪甲"后加"角"字	同《针灸甲乙经》	同《备急千金要方》"次指"后加"外侧"	在足趾，第4趾末节外侧，趾甲根角侧后方0.1寸（指寸）
厉兑	足阳明胃	足大指次指之端也	在足大指次指之端，去爪甲角如韭叶	同《针灸甲乙经》，在"爪甲"后去"角"字	同《针灸甲乙经》	同《针灸甲乙经》	在足趾，第2趾末节外侧，趾甲根角侧后方0.1寸（指寸）
关冲	手少阳三焦	手小指次指之端也	在手小指次指之端，去爪甲角如韭叶	同《针灸甲乙经》	同《针灸甲乙经》	同《针灸甲乙经》，"次指"后加"外侧"	在手指，第4指末节尺侧，指甲根角侧上方0.1寸（指寸）

医论选

井穴	《黄帝内经》载所属经脉脏腑	战国秦汉的《灵枢·本输》	古今名著				
			晋代皇甫谧《针灸甲乙经》(引录《明堂孔穴针灸治要》)	唐代孙思邈《备急千金要方》《千金翼方》	宋代王执中《针灸资生经》	明代杨继洲《针灸大成》	现代《经穴部位文献考与解剖》
少泽手太阳小肠	手小指之端也	手小指之端,去爪甲一分陷者中	同《针灸甲乙经》,在"指端"后补"外侧"二字	同《针灸甲乙经》,在"爪甲"后加"下"字	同《备急千金要方》,在"爪甲"后加"角"字	在手指,小指末节尺侧,指甲根角侧上方0.1寸(指寸)
商阳手阳明大肠	手大指次指内侧	在手大指次指内侧,去爪甲角如韭叶	同《针灸甲乙经》,在"爪甲"后加"角"字	同《备急千金要方》	同《备急千金要方》	在手指,食指末节桡侧,指甲根角侧上方0.1寸(指寸)

上表说明《黄帝内经》与后世名著记载腧穴定位的差异与特点是:前者朴实简略,但较笼统模糊,定位有分散、泛化、动态特征,如称井穴"在指端"等。后者则表述渐明晰、具体,显示了腧穴渐趋微缩、凝聚、静固态特点,如井穴加"去爪甲如韭叶"等。迄于现代文献,其描述精密度更是细致入微几达极限了。提示在《针灸甲乙经》转录《明堂孔穴针灸治要》之后,腧穴定位一直沿着由分散至聚合、由活动态到静固态、由难确定到可确定的不断明细化、固态化的道路上迈进。应当说这一趋势从表面上看符合认识事物不断从宏观到微观的规律,但前者是否真实反映了腧穴真谛?后者是否只注重推理而忽视实践依据?是否表述含"蛇足"成分?两者对穴法理论与实践有何正负面影响?值得推敲!

《黄帝内经》对腧穴本质的认识既强调其功能性,也承认其物质基础。对腧穴定位也反映了有聚有散、聚散互动;有动有静、动静互变的循环往复、螺旋式上升规律,体现了腧穴的原生态特征。与后世定位之往往多聚少散、多静少动者明显不同。如何评价两者对学术发展的意义?《黄帝内经》穴法理论是否更符合唯物辩证观点与事物发展规律?对《黄帝内经》朴素真实反映腧穴原貌,要不要归真返璞?应认真思考!

用少商治咽喉肿痛与用至阴矫正胎位,按《黄帝内经》或后世著作定位施术,两者疗效无明显差异(当然最终定论,有待严密科研论证),说明《黄帝内经》理论的不可颠覆性,或许包含更高深的至理?也说明腧穴定位,有时无须过分局限与明细化,对尚难定论的更具体定位,未尝不可留下一定探索空间。

　　追求腧穴定位的精准化,可确认更多而疗效更佳的真正特异性腧穴,其重要性无可置疑;还有利于规范操作,传承与命中要害,提升疗效,故必要性也很明显。但在编制具有法规经典性著述时,则要有科学可靠的理论与实践依据,并反复论证其可行性、慎重权衡其利弊,治学要严谨,不可想当然地仓促推定。

《黄帝内经》临床选穴的取穴定位法

　　《黄帝内经》的取穴定位法也是以动为主,动静结合,如《灵枢·经筋》篇所述"以痛为腧",即以不固定的痛处作为定位依据,显然腧穴是动态的,又如:《灵枢·九针十二原》节会(腧穴)是"神气之所游行出入也",即动态之意。再看《灵枢·背腧》篇,虽也提到静固态定位法,如谓"肺俞在三焦(当指椎)之间,心俞在五焦之间""皆挟脊相去三寸所",但接着指出:"则欲得而验之,按其处,应在中而痛解,乃其腧也。"又提示动是主要依据。其言下之意,如皆按不出现"痛解"反应,则非其腧穴所在位置,也体现了动态为主的观点。再看《黄帝内经》对诸病刺灸部位(古又称"砭灸处")的描述:

诸病刺灸部位分类	《黄帝内经》出处举例
取经络	《灵枢·根结》:暴病者,取之太阳……痿疾者,取之阳明
	《灵枢·寿夭刚柔》:久痹不去身者,视其血络,尽出其血
	《灵枢·忧恚无言》:卒然忧恚,而言无音者……两泻其血脉
	《素问·脏气法时论》:合人形以法四时五行而治
	《素问·刺疟论》:足少阳之疟……刺足少阳……足厥阴之疟……刺足厥阴……心疟者……刺手少阴
	《素问·刺热论》:肺热病者……刺手太阴阳明;肝热病者……刺足厥阴少阳
取部位	《灵枢·官针》:远道刺者,病在上,取之下;……一刺前,一刺后,以治心痹;巨刺者,左取右,右取左
	《灵枢·终始》:病在上者下取之;病在下者高取之;病在头者取之足;病在腰者取之腘
	《素问·长刺节》:病在少腹,腹痛不得大小便,病名曰疝,得之寒。刺少腹两股间,刺腰髁骨间
	《灵枢·热病》:汗出太甚,取内踝上横脉以止之
	《素问·骨空论》:从风憎风,刺眉头
	《素问·缪刺论》:……卒疝暴痛,刺足大指爪甲上与肉交者;……目痛……刺外踝之下半寸所

诸病刺灸部位分类	《黄帝内经》出处举例
取病所（或痛处）	《灵枢·官针》：病在皮肤无常处者，取以镵针于病所；病在分肉间，取以圆针于病所 《灵枢·经筋》：四季痹症，以痛为输 《灵枢·终始》：重舌，刺舌柱以铍针也 《灵枢·四时气》：疠风者，素刺其肿上 《素问·骨空论》：腰痛不可以转摇……刺八髎与痛上 《素问·缪刺论》：邪客于臂掌之间，不可得屈。刺其踝后，先以指按之痛，乃刺之 《素问·三部九候论》：经病者治其经，孙络病者治其孙络血
取腧穴	《灵枢·邪气脏腑病形》：大肠病者，肠中切痛而鸣濯濯。冬日重感于寒即泄，当脐而痛……取巨虚上廉 《灵枢·四时气》：着痹不去……肠中不便，取三里；飧泄补三阴之上，补阴陵泉 《灵枢·刺节真邪》：夫发蒙者……刺其听宫 《素问·骨空论》：灸寒热之法……脐下关元三寸灸之 《素问·气穴论》：背与心相控而痛，所治天突与十椎及上纪 《素问·水热穴论》：大杼、膺俞、缺盆、背俞，此八者，以泻胸中之热也气街、三里、巨虚、上下廉，此八者，以泻胃中之热也。云门、髃骨、委中、髓空，此八者，以泻四肢之热也

可见，腧穴与刺灸部位，在《黄帝内经》中是两个概念，内涵不同。腧穴属刺灸部位之一；而刺灸部位则涵盖了经络、部位、病所、腧穴4方面，且在体表分布有点、片（面）、线之异。这与古经络结构定位有线状、带状、片状、块状之异相同。

清代名医徐灵胎曾在《医学源流论》中对《黄帝内经》取经络失传深表惋惜。看来，为全面适应临床需要，四者必须兼顾而不可偏废，当然，目前拔罐取部位、皮肤针取经络仍在应用。但在所有外治法应用上，偏重腧穴而忽视取经络、部位现象仍普遍存在。故应把偏重于选腧穴扩大到优选所有刺灸部位上来，对于准确选择刺灸部位与腧穴并提高疗效有重要纠偏意义。

优选刺灸部位。当前，既要肯定腧穴确有特异性，但为数不多，需要加大探讨力度的一面；也要看到腧穴毕竟有较大的非特异性空间，必须引起特别关注的另一面。以下诸多问题就值得深思！如：为何历代数以千计的经外奇穴不断涌现？为何文献记载一穴治多病、一病用多穴的现象比比皆是？为何古人谓"寸寸人身皆是穴"与提出"四总穴歌"？为何金元时代出现"辨时取穴"代替"辨证取穴"？为何近年涌现"全息针"取穴与耳针、头针、面针、鼻针、眼针、颈针、腹针、手针、掌针、足针、腕踝针等几遍全身的部位取穴法？如此等等，不能与腧穴原本存在的非特异性无关。特别是在20世纪60~70年代，北京、上海等地各大医疗科研机构从事针麻研究的学者，在各大报刊发表了40多篇报告，均认定了腧穴作用是非特异性与特异性并存的。说明今后必须将两者结合起来探讨，将对提高疗效，乃至改写与重构腧穴理论，抵制与消除当前玩弄腧穴游戏的混乱局面都有重要意义。

以陈日新教授为首的临床科研团队，近年来，致力于腧穴热敏化规律研究，认识到腧穴存在静息与敏化两种状态，认为腧穴热敏部位具有动态性，与原有经穴不完全重合。临床用热敏穴施灸，可以提高疗效。这与《黄帝内经》的穴位理论是一致的。

笔者在2008年的第1期和第4期《中医药通报》发表有关"动穴"一文，虽然提出了腧穴应分动、静两大类的观点，但对动穴主要依据压敏点定位，而陈日新等的研究则是依据热敏点而定位，显然他们的成果又丰富和发展了动穴理论，为动穴检测、应用提供了一种新的方法和手段。（本文的主要论点登载在2010年由魏稼主编的人民卫生出版社出版的研究生教材《针灸流派概论》之"穴法派"一章，不久又在全国针灸临床学会学术年会上宣读。魏稼教授根据最新的研究成果，熔炼新知、旁征博引，进一步论述《黄帝内经》穴法是真谛）

谈针灸处方四大要素

针灸处方，即针灸临床治疗的实施方案。孙思邈《千金翼方》26卷《取孔穴第一》谓："良医之道，必先诊脉处方，次即针灸。"指出处方是针灸辨证论治的重要环节。针灸处方的内容，有人认为选穴至关重要，也有人认为足够的刺激量是决定疗效的关键。然而，作为全面的处方，应当包括腧穴、疗法、操作、时间四大要素。只有恰当优选和组合应用这四大要素，才能最大限度地发挥针灸的作用，才是决定疗效的关键所在。

刺激的部位、工具、手法、时机与疗程等都有其各自的相对特异性，是处方中相辅相成不可缺少的组成部分。虽然疗效的取得，有时可能是某种要素起主导作用，但在许多情况下，乃是四大要素协同作用的结果。故在应用时，如何兼顾而不偏废具有重要的临床意义。

腧穴——第一要素

腧穴,当然是处方的主要内涵。《席弘赋》"凡欲行针须审穴";《百症赋》:"百症俞穴,再三用心。"都告诉我们选穴必须认真思考,反复推敲。

临床选穴有时显得特别重要。1970 年在景德镇带学生实习期间,曾治一患者,女性,65 岁。中风半月余,神志已清,烦躁,语言謇涩,口向左㖞,右半身不遂,大便结,尿微黄,唇舌紫暗,舌少苔,脉弦涩而稍数,血压 152/92 毫米汞柱(1 毫米汞柱 =0.133 32 千帕)。乃风火炽盛,气滞血瘀之证。以毫针泻刺风府及患侧肩髃、曲池、风市、绝骨等穴,留针 30 分钟,并以三棱针刺尺泽、委中放血,每日 1 次。施针 5 日,未获寸效。乃思此证气滞血瘀较重,改用张洁古、云岐子的"大接经"法,在上方基础上去尺泽、委中,改三棱针刺十二井穴,每穴放血半毫升左右,1 次即获效,此后每日针 1 次,3 ~ 4 日放血 1 次,2 月余基本康复。又如:承山穴治痛经,是从一位普通医生那里学到的,当有的患者针中极、三阴交等穴效果不理想时,改针承山穴每能收到立竿见影之效。

以上说明:①某些疾病、某些患者,处方中的疗法、操作、时间虽前后相同,但一旦改变用穴,则疗效迥异,说明选穴的重要。②选穴除向古人学习外,也要向今人学习。③临床多掌握一些高效腧穴,对提高疗效有重要意义。④有些腧穴,如承山治痛经,既不见于文献记载,也很难对其机制做出圆满解释,但实践证明行之有效,值得注意。

应当指出,穴位的特异性作用是可变的。不少慢性病,始用某穴有效,继用一段时间则疗效逐渐减弱以至消失,而当改变取穴之后,又出现明显进步。其中有两种现象,一是穴位的适应性现象,即穴位作用的惰性或衰变现象。如 1964 年笔者在江西中医学院附属医院门诊期间治一患者,后项部瘙痒无度,已数年之久,局部皮肤变硬变厚,色素沉着,甚为痛苦,曾去上海等地检查,诊为神经性皮炎,乃取风池、风府、风门、外关等穴针刺,用泻法,病情显著好转。但 1 个月之后,效果停滞不前,改针血海、膈俞、曲池后,又获得明显进展。后将所用穴位分为三组处方,轮流交替针刺,2 月余症状基本消除。其次是穴位特异性的游移现象,如治一患者,男性,43 岁,患重症左侧周围性面瘫已旬余,针刺患侧颊车透地仓、听会、迎香、翳风、太阳、攒竹透鱼腰等穴,每日 1 次,中等针感。3 日后,疗效不明显,乃细询病情,云发病前轻度感冒,至今仍感左风池附近酸痛不舒,指压之则减。显然,患者仍挟风邪,为加刺压痛点,翌日诉面部轻松,左目能闭合,颊部进食滞留现象大减。守上法,继针 2 次,压痛消失。又于耳垂前约 5 分处出现压痛过敏,乃改针此穴,病情迅速好转,2月余基本痊愈。

上述案例可见:①穴位的作用并非一成不变,其疗效往往在一定时期表现突出,超越了一定时限,原作用即减弱甚至消失,或转移到另一些穴位,这从时间上、部位上体现穴位的特异性是相对的。②多选几组腧穴交替刺激,是克服穴位"惰性"的有效措施。③注意选压痛点,是优选穴位的原则之一。宋代著名针灸家王执中在《针灸资生经》中强调按酸疼处取穴,确为经验之谈。④临床用穴要灵活掌握,不可拘泥。

近年来,否定选穴意义者不乏其人。特别是从大量针麻实践中看到:一病可选多穴,一穴可治多病,甚至无穴处针刺也可取效。这种现象,虽在临床中也时有所见,但细心观察,在众多的针灸处方中,终究有疗效较好的穴位。如急性腰痛,始针肾俞、委中等穴有效,后针合谷透后溪穴亦效,甚至在手背部不加选择地任刺一针或针八风穴,同样也有效。然而对比之下,合谷透后溪穴出血少许疗效更佳。又如合谷治疗的病种,初步统计有50多个,但以阳明经病变疗效更为可观。再如农村夏秋季节多发生毛囊炎,20世纪50年代初,在家乡治此病,多取疮疖周围距患部1~2寸针刺二处,不问经穴,炎症多能控制,60年代初,在临川县巡回医疗,按刘河间治疮疡分经络辨证法,先确定患部所属经络,然后在其上下(经络线上)各一针,疗效则更捷。由此可见,穴位作用的相对特异性是千真万确地存在的,临床选穴的必要性毋庸置疑。

穴位的作用,似与疾病的种类、性质有关,一些急性痛证,如牙痛、腹痛等,似乎特异性不甚明显。急性胃痛,曾试用20多组腧穴,均有止痛作用。而另一些病,如小儿麻痹证、尿潴留等,似乎局部穴位在所必用,否则疗效为之逊色。此中规律性究竟如何? 尚有待于进一步观察和探讨。

以上说明腧穴的治疗作用虽不可绝对化,但选穴在针灸处方中的现实意义是肯定的。临床如何寻求最佳穴位,的确值得再三用心。

疗法——第二要素

疗法是指运用各种不同工具的刺激疗法而言。近半个世纪以来,五花八门的刺激工具层出不穷,取材已遍及物理、化学、生物诸领域,针灸二字已不能概括其全部内涵,而应当称之为穴位刺激疗法了。"针灸"已非单纯的理疗,也包含药物的化疗作用。

刺激工具也有相对特异性。《灵枢·官针》篇说:"九针之宜,各有所为,长短大小,各有所施。"这是指古代九针而言。然而,后世刺激工具,何尝不如此。有些疾病似以选用物理刺激工具为宜,如众所周知的急腹症用电针疗法,痞积用三棱针刺四缝,瘰疬用火针、挑刺法,皮肤病用七星针疗法等,各有不同适应范围,毋庸赘述。又如急性扁桃体炎,原先用毫针刺耳轮三点(即耳轮的上、中、下各一处,距离相等),不放血,有一定疗效。1969 年曾治一重症,病已 3 日的患者,扁桃体肿大几乎填满了咽喉上部,影响语言及进食,曾用药治未效。当即于上穴施三棱针挤出血液少许,患者立感轻松,翌日肿消大半,连针 5 日痊愈。后来,用此法治此病,疗效大为提高。又如 1953 年夏在家乡农村治小儿惊厥,多用毫针刺十宣、八邪有效,后读刘完素《素问病机气宜保命集》,其中有"大烦热,昼夜不息,刺十指间出血,谓之八关大刺"。1967 年在治疗流行性脑脊髓膜炎过程中,改用此法,退热止痉显著。

放血,一般认为属泻法,多用于实证。然而有人用于治疗小儿麻痹肌萎缩取得了较好疗效,似乎说明虚证并非绝不宜用。当然,放血也有刺激量的控制问题。其特点是放血量多,每穴少则数毫升,多至 10 余毫升,类似《儒门事亲》所述。放血量的多少,的确直接关系到疗效。笔者治疗神经官能症,按《黄帝内经》癫狂病放血法施治,但只有当每穴放血达到 1 毫升以上时才有较好疗效,否则疗效不佳。这里联想到清代名医徐灵胎在《医学源流论》中慨叹放血疗法失传,其原因也许正在于此。因放血太少可影响疗效,太多,又使人见而生畏,拒绝接受。

有的疾病,似以应用药物刺激为优。如穴位注射小剂量药物治疗闭经,江西省妇幼保健院的经验证明,较之单纯应用化学药物或针刺优越。1960 年到龙南县巡回医疗,用单纯针刺中极、关元、气海、三阴交、大赫、归来、地机、血海诸穴,每次针 3 ~ 4 个,仅有 40% 左右的患者有效。后来改用促卵泡素 1 毫克注入上述穴位,每日 1 次,注射 7 天后,继用黄体酮 5 毫克(每日量),注射 3 天,一般均可治愈。这显然是穴位刺激与化学疗法相加,起了互相促进作用。

还有些疾病,似以应用生物刺激为佳。如溃疡病、支气管哮喘等,临床用穴位注羊肠线法治疗,有时较毫针疗法等为优。1981 年治某造纸厂一干部,患右侧腰腿痛(坐骨神经痛)已年余,以往用毫针疗法只能保持 1 天内有效,过时复发。乃改用一号羊肠线注入穴位,2 次而愈,随访年余未见发作。然而,有的患者并非自始至终都适用此种疗法。如 1983 年春治一患者,始患肩胛手臂等处游走痛已月余,实验室检查示血沉较快,类风湿因子弱阳性,于肩贞、秉风、臂臑、曲池等穴注羊肠线 2 ~ 3 厘米,2 次后疼痛消失,半年未再发。后又出现左手腕肿痛,局部不红热,据上述经验仍于外关、阳溪等穴注线,3 次毫无进展,乃改用毫针刺上穴,1 次而肿消痛止大半,4 次而愈。说明注线疗法的适应证也有限度。当然,羊肠线的粗细亦与疗效有关,如治精神病的疗效,细线不如粗线为佳。

固然,有的病只需用一种疗法即可获效,但在某些情况下,必须采用多种疗法配合应用。如 1976 年在突尼斯治遗尿甚多,一般用氯酯醒(甲氯芬酯)做穴位注射,疗效尚可。但有些患者疗效不佳,当加风池注线及毫针刺八髎穴后,则较快地控制了病情。

以上说明,选疗法在针灸处方中与选腧穴同样重要。各种疾病不仅有最佳穴位,也有最佳疗法。探索最佳疗法,也是今后的重要研究课题之一。

操作——第三要素

元代杜思敬《济生拔萃·针经摘英集》云:"其病并依穴针灸,或有不愈者何? 答曰:一则不中穴;二则虽中穴,刺之不及其分;三则虽及其分,气不至出针;四则虽气至,不明补泻,故其病成。"说明影响疗效的因素很多,其中操作也是重要因素。

针刺补泻手法历来为医家重视,尤其到了明代,更是众说纷纭,莫衷一是。如捻转补泻有人说左转为补,右转为泻,有人则持相反看法。又如疾徐补泻,也有类似情况。再如《千金翼方》28 卷"用针法"谓"补泻之时,以针为之,重则为补,轻则为泻",既未明确指出是指刺激手法的轻重,抑或针下得气的轻重,又与现代之称轻刺激为补、重刺激为泻之说互为枘凿。

依据《灵枢·官能》"泻必用员,切而转之……补必用方……微旋而徐推之"以及《针灸大成》"其泻者有凤凰展翅:用右手大指、食指捻针头,如飞腾之象,一捻一放……其补者有饿马摇铃:用右手大指、食指捻针头,如饿马无力之状,缓缓前进则长,后退则短"等记载,再结合针下得气情况,以针感轻者为补,重者为泻。实践证明有一定临床意义,如急腹症多实,针感强则止痛消炎作用较好。又如视神经萎缩,一般病程较长,虚证居多,以轻针感为宜。再如产后缺乳或无乳症,针刺疗效甚佳,但体壮实者宜强针感,体弱而气血不足者宜轻针感。当然,在某种情况下也可变通掌握。

疾病多属正虚邪实或虚实夹杂,故补泻兼施一法尤为临床常用。例如坐骨神经痛,既有正气不足的一面,也有气滞血瘀等邪实的一面。原先,只注意祛邪,采用局部穴以重刺激施治,不少患者于针后出现疼痛加剧,烦躁不安。后来学习徐少廷先生针健侧法,消除了这种反应。

在疾病的发展过程中,虚实是可以互相转化的,故先补后泻或先泻后补也常用到。如重症小儿消化不良,虚证开始表现较突出,故宜先施补法。俟病情好转,体质渐佳,则采用泻法。又如面神经麻痹,开始多邪实,面部感觉麻木,宜用泻法以祛邪,但治疗一段时间后,外邪基本消除,面部反应敏感,此时则宜改用轻刺激的补法以收功。

针刺补泻手法是针灸处方不可忽视的环节,如何结合人体反应的差异探索最佳补泻手法的规律性及其原理,将是研究的重点。

再看灸法操作,现今通用的艾卷灸在明代朱权的《寿域神方》早有记载。比它更古老的艾炷灸,目前已应用甚少,似乎已被人遗忘了。其实,艾炷灸虽然操作不甚方便,但疗效确有独到之处。回忆儿时叔父为祖父治大腿痈一事,犹历历在目。当时大腿部坚硬如石,红肿焮痛,彻夜呻吟,不能入寐,虽服药而收效甚微。后来,改用了艾炷隔蒜灸法,于患部周围铺蒜泥,上置艾绒施灸,很快肿消痛止。20世纪50年代初参加了赵尔康老师主办的中华针灸学社函授学习,当时在农村也常遇到疖、痈、疽一类疾病,单用艾炷灸也收到较好效果,特别是对未成脓初起者,收效更佳。而采用艾卷灸法治疗者则疗效较差,说明艾炷灸不可偏废。这正如化脓起疱灸,有时治哮喘较一般灸法的疗效为优,不可摒弃一样。

时间——第四要素

掌握时间要素的重要性,正如《灵枢·卫气行》所说:"谨候其时,病可与期,失时反候者,百病不治。"时间要素,这里除按时取穴如子午流注等外,约可包括6个方面。分述如下:

1. 总的治疗时间

一个患者大约需要治疗多少时间?这是处方时应当考虑到的。有些慢性病虽难做出准确的预测,但可试用针灸5~10次,以观后效。如需继续治疗,多数疗程较长,有的甚至数年才可结束治疗。至于急性炎症、急性传染病等,一般治疗时间只需3~5天,少数疾患需3周左右。笔者在临川县巡回医疗期间,曾治一急性结膜炎患者,刺睛明、合谷等穴1次,患者顿觉轻松,因当时正忙于处理其他急诊患者,拔针即匆匆离去,未告知需多长时间才可治愈。第三天复诊,红肿变本加厉,患者认为针灸无根治作用,表示不愿继续治疗。本来急性结膜炎,一般只要每日针2~3次,连治2~3日基本可愈,然而此患者却因不了解这些情况而中断治疗,是个教训。

2. 每疗程的间隔时间

对不少慢性病,目前一般以针刺7~10次为1个疗程,每日1次,每疗程间隔3~5天再进行下一个疗程。这是因为连续无休止地进行针灸,一方面增加了不必要的麻烦和患者的痛苦,另一方面也可影响疗效。如面瘫等,不少是在疗程间隔时间内出现明显好转的。

3. 选择施术时间

曾治一失眠患者,每日上午针三阴交、神门等穴,虽有好转,但不稳定。后改于每日下午 4~5 点施术,效果更显著。一些妇科疾病,如月经不调等,以经前 3~5 天开始治疗,连续 7~10 次更佳,不孕症用此法也取得了较好疗效。还有周期性发作患者,如疟疾等,《黄帝内经》早已告诉我们:"先其发时如食顷而刺之。"亦为经验之谈。至于许多疾病要抓紧早期治疗,则是一致公认原则。

4. 每次治疗的间隔时间

一般慢性病,多是 1 天治疗 1 次,少数可每隔 2~3 天施术 1 次。但对一些需及早控制病情发展的急性传染病、急性炎症等,则需每隔 5~6 小时针灸 1 次,不可间隔太长。这是因为针灸的作用,也只能保持一定时间,超过时限就会失去作用。前述治急性结膜炎即如此。

5. 留针时间

对一些急性痛症、危重病症显得特别重要。初学针灸,对许多急腹症多不留针,止痛作用亦差。后来留针 1~2 小时并采用间歇运针法,提高了止痛率。又如用针灸治普通型流行性脑脊髓膜炎,用长达 10 多个小时留针法,28 例中除 2 例中止治疗外,余均于 5~10 小时退热,5~7 天痊愈出院。再如 20 世纪 70 年代广州、长沙等地治疗各种中毒性休克均用久留针法,他们观察到虽多数患者于针刺半小时左右血压开始上升,但也有少数重症,需经几小时甚至 10 多个小时留针、运针的过程,才能使血压回升。

6. 巩固疗效的治疗时间

这是指一些经治后症状消失以求根治而言,目的是为了防止复发。例如急性炎症,在症状消除之后,一般还需继续治疗 3~5 次,对一些慢性疾病,如慢性阑尾炎,则需较多次治疗以巩固疗效。

上述针灸治疗时间选择也不是绝对的,例如疟疾在发作时针刺,张子和就给我们开创了先例;又如妇科疾病,非经期针灸亦非绝不可行。规律仍有待探讨。

结语

腧穴、疗法、操作、时间既是针灸处方的四大要素,也是决定疗效的四大要素,绝不能只注意其中一个方面而忽视了另一些方面。四大要素的作用都有相对的特异性。但临床疗效的取得,有时是四大要素中的某一因素起主导作用,有时又是协同作用的结果。由于从理论到实践还有一段距离,处方还要通过正确的临床实施才能出现成效,故熟练掌握腧穴及针灸技术操作尤其重要。

影响针灸疗效的因素很多,其中规律性至今尚未完全揭示。例如腧穴的选择,一穴有多种治疗作用,一病有多个治疗腧穴,究竟什么是最佳腧穴?又如最佳疗法、最佳操作、最佳治疗时间等,都应广泛深入探索其规律性。对于针灸治疗原理的研究更值得高度重视,只有真正弄清针灸治疗机制,才有可能在提高疗效方面取得突破性进展。(魏稼教授根据其数十年临床经验,高度概括,提出了针灸临床处方有腧穴、工具、操作、时间四大要素。本文每一论点,几乎均用临床验例加以论证。原文载于 1983 年第 12 期《中医杂志》)

动穴临床钩玄

"动穴",即动态型腧穴的简称。乃指遍布体表、无具体名称、数量、无固定部位且隐现无常或呈游移状态,如阿是穴等一类腧穴即是。是与简称"静穴"的另一类有特殊名称、有一定数量且有固定部位而相对不变的静态型腧穴,如十四经穴、经外奇穴相对而言的。将所有针灸腧穴区分为动静两大类,可以更好体现腧穴的性质与特征。动、静两类腧穴的定位依据不同,前者多据临床检测结果取穴,而后者则按文献记述定位。

动穴与阿是穴相同之处是均属动态型腧穴;不同之处则是前者一般按压诊、视诊、电诊、热诊……检测后定位;后者则指直取主动显现的病所或被动按压的敏感点取穴。故动穴可包括阿是穴,而阿是穴则难涵盖动穴。

长期以来,人们多偏重于静穴的临床应用,对动穴却未引起足够的关注。为打破这一思维定式,加大动穴的探索力度、扩大动穴的应用范围、增加动穴的使用频率,将对开发动穴潜能,提高临床疗效乃至发展与重构腧穴理论都有重要的现实与深远意义。

动穴疗效不凡

古往今来,许多学者对动穴的疗效好评如潮。如《素问·缪刺论》谓邪客于足太阳之络(足太阳经病证),可在脊椎旁按压,当出现应手而痛处刺之,可"立已"(痛立止之意);《素问·举痛论》谓自寒气客于背的痛症,按之而现热感则"痛止";《黄帝明堂经》谓治痨瘵可按膏肓穴,于出现中指麻处灸之,则"无不效";《备急千金要方》谓取阿是穴治病,"灸刺皆验";《针灸资生经》谓背疼灸背部痛点"即不痛"或"愈"、带下于带脉穴按之酸疼则"灸无不愈"、哮喘在肺俞按之痛即用火针刺之"即愈";《普济方·针灸》谓足不能行,灸下肢酸疼处"无不效";《医说续编》与《类经图翼》谓：下血证，如在命门出现酸痛，灸之多能"根治"……再看国外文献，日本学者于公元15世纪就根据我国孙思邈的阿是穴学说，写出了专论阿是穴的专著；近年来，日本著名学者代田文志与幸羽赤兵卫等均在其著作中反复盛称应用动穴获得的神奇功效。

"立已""痛止""无不效""皆验""即愈""无不愈"……这些交口赞誉之词，绝非无稽之谈。笔者的一些临床经历，也印证了前人对动穴的推崇，的确实践有据而并非空穴来风。

第一次经历是在20世纪50～60年代农村巡回医疗期间。当时，常治牙痛、腹痛、面瘫、疮疖等。其牙痛求诊者，多用合谷、颊车、下关……常规静穴有效，但有时疗效并不尽如人意，乃改于头面或手阳明经各处寻找敏感点针刺，往往效如桴鼓。如一患者，即是在改压人迎穴下寸许与肩髃过敏处针刺后而立时止痛的。

农村多见消化道疾病的腹痛症，按一般经验用足三里、合谷、中脘、天枢等穴有效，但也并非百发百中，针到病除。于是改于胸腰椎旁夹脊或肘膝以下诸阳明经处寻觅过敏点针刺，往往取得出人意料的佳效。一次，诊治一胃十二指肠溃疡患者，即是在改于胸10、12椎旁找到压痛过敏处一针止痛的。再是治面神经麻痹，按常规用静穴疗效亦佳，但有一次治一因带状疱疹引起本病的患者，却迟迟难以奏效。原来，患者左侧耳郭以及头发中散在多处疹点，于是改为重点针对原发病加用了病灶局部取穴，即将针于每一病损处刺2～3针，不但疱疹消失快，口眼㖞斜也很快好转、痊愈。还有一例面瘫患者，自觉半侧舌部味觉缺失发麻，始用一般取穴诸证有所好转，但舌麻如故，乃于大迎穴下寸许找到压痛敏感点，用针在其处沿下颌骨内侧向上刺入1寸半，二次舌麻即除。此外，农村有不少皮肤局限性感染，如肩部、臀部的疮疖脓肿患者往往用抗生素难以根治甚至失效，乃改于距病灶四周上下左右约寸余处或敏感点施针刺，炎症很快控制，病程显著缩短而愈。

通过在农村用针灸治病，一方面认识到针灸对消炎确有较好疗效，这从笔者后来专门从事针刺治流行性脑脊髓膜炎的临床观察与参加甘肃省针灸治菌痢的科研鉴定中也得到了证实。其次，是通过临床探索，感到书载静穴理论与实践仍有一定距离，不可视为一成不变的定律，它具有较大的不确定性与局限性，应当不断用临床实践验证，并在应用中加以发展。从以上事例还可看出，通过临床观察用自身对照法说明，动穴有较好的补静穴不足功能。

第二次经历是在20世纪80年代的切身体验。当时笔者常患慢性鼻炎、上呼吸道感染，随着反复感冒而逐渐加重。虽也用药调治，但疗效不佳。往往鼻涕横流，咳嗽痰多，甚至胸闷胸痛，缠绵难愈。1983年春的一次重感冒用药失效后，思考着可否用穴位刺激法一试。于是重温了王执中的《针灸资生经》，按其指压定穴说,在左侧中府穴内侧寸许找到了压痛敏感点,乃自用指针法施重压约1分钟,顿感胸痛大减,继续治疗3天,每隔5~6小时施压1次,随着痛点消失,约10日痊愈。当年冬天又一次患上呼吸道感染,虽未出现胸痛与中府旁压痛,但在右乳上一肋间膺窗穴内寸许找到了敏感点,乃于此处施压如前,3次后,敏感点转移到再上一肋的库房穴外侧,再跟踪施压,约1周即愈。翌年春,一次更重的感冒袭来,压敏点则出现于左乳下渊腋穴附近数处,指针二次效不显,思考着可能与刺激量、强度、频率、时间不够有关,乃加重手法,使有较重的得气感,改为每4小时施术1次,每次每穴指压时间延长到1分半钟,3次后,诸证渐减,病程缩短至6天痊愈。此后,每次感冒即施上法及早防治,均获捷效,数十年老年性慢性支气管炎由此逐年减轻,且日后甚少感冒。通过切身体验,意识到动穴施压与针刺法一样,也有着相同的抗感染作用。对动穴出现的部位也认识到,同一患者与疾病在其反复发作过程中,每次出现的动穴并非固定在某一处所,而是在治疗中不断变换和转移的。

第三次经历是应用耳针治病,开始也是按照原制定的数10个耳穴定位与主治理论应用的。例如治急性扁桃体炎取所谓"咽喉""扁桃体"等静穴施针,当然也有一定疗效,但有一次遇一患者,按此取穴效果不佳,乃改用火柴棒头在耳郭部寻找敏感点施压2~3处,每处按压100次左右,患者即感喉痛大减,继续每隔5小时左右施术1次,炎症很快控制,扁桃体红肿消失,4天后基本痊愈。此后,不论何种病证,如用耳针治疗即按此法取穴施治,疗效与应用静态型耳穴比较,似乎有过之而无不及。这使我感到耳部应用动穴,同样有较大临床意义。同时也省去了许多不必要的记忆、精力以及选穴定穴带来的浪费与麻烦。强化了笔者对原有耳穴理论科学性与实用性的怀疑。

第四次经历是在"文化大革命"时大力推广"一根针、一把草"治病期中,当时,盛行一种"挑痔疗法"。此法一向流行于我国华南各省民间,即用较粗的圆利针刺人体表皮下,然后将针体扳斜至20°,再刺深少许并向上、向外挑破皮肤,如此反复数次,每次挑断组织纤维数根,令少量出血即可。至于刺激部位,乃是选择那些多分布于腰、背、臀、下肢等处皮肤颜色或形态异常的疹点或斑块处施术。当时,曾用此法治疗了一些痔疾患者,对消炎止痛有较好疗效,一些病程短且年龄不大的患者甚至可治愈。一内痔患者,肛门内生疮,红肿刺痛、时流黄水血液,药治月余不愈。初为之针长强、二白、承山、昆仑等穴效不明显,乃改用挑针法,于大肠俞、小肠俞附近找到了一直径约0.5厘米小红丘点,施挑刺,每日1次,连治3日,肛部炎症消除,又治3日基本痊愈。后来用此法治一卵巢功能异常的功能性子宫出血患者,亦于腰臀部施挑针,取得了很好的止血效果,说明挑刺动穴的适应证、范围仍有扩大空间。

第五次经历是治呃逆。20世纪80年代末，在江西中医学院附属医院门诊带研究生，一天，接诊一患者，病已半月，呃呃连声，进食困难。当即用内关、天突、上脘、足三里等常规穴施针，留针卧床后，每隔10分钟左右行捻转提插手法1次。半小时后，呃仍未止。乃告学生于攒竹、睛明间找压痛敏感点施压约1分钟后，再行针刺，呃声戛然而止。此穴乃据宋代邵博《邵氏闻见后录》中载安徽无为军医张济治"翻胃呃逆……针眼眦，立能食"之说而来。关于"张济"其人，北宋著名书法家米芾在公元1107年守无为时曾为济父章迪书写过的墓志（现存《宝普斋法帖》中）与《无为州志》均称之为"章济"，并称一门三代均精针术，活人甚多。可见所谓"张济"实为"章济"之误。

第六次经历是治痛经，原先多用中极、关元、三阴交、肾俞等穴治疗。后遇一患者，针上述穴位不效，乃据一学生介绍刺承山，止痛竟立竿见影。此后，凡遇痛经患者均加用此穴或单用此穴施治，疗效有所提高。2004年秋天，诊所一护士痛经突发，小腹剧痛难忍，呻吟不已。因欲急于止痛，乞为之针。即用上法卧针约半小时，每5~8分钟运针1次，并使有较重得气感，半小时后痛未少减。乃用手指于腰臀部施按压，在右侧命门与志室间找到一敏感点，即于此处加刺一针，针入寸许，略施手法，患者即呼舒适异常、诸痛尽去，旁观者称奇。

第七次经历是一年的夏天，笔者突然被一毒虫咬螫伤左侧前臂外肘下寸许一处，当时红肿灼痛、奇痒难忍，正感无法以对。寻思古籍记载多用灸伤处法治疗，乃取艾炷点燃，于阿是穴施灸，当距离皮肤太近时，又感灼痛难耐。此时想到笔者医院针灸科正在从事"腧穴热敏化"研究，据称热敏点可以不出现在病灶局部而现于病所的周围或远端。乃用艾卷点燃的一端在病灶周围寻找，当移至肘下外方约3寸一处时，顿感原痒痛感消失，甚为舒适，这正符合原称"嗜热点灸"之说。照此再灸2次，痛痒红肿消失而愈。

综上可见，在应用静穴失效或疗效不佳时，改用或加用动穴施治，往往有不同凡响的疗效，足见动穴可补静穴之不足，对提高临床疗效有重要意义。不过，动穴并非万能，不少病证运用动穴失效而改用静穴取效者也非绝无仅有。故静穴也有补动穴不足的功能。因而临床用穴应注意动静结合，最大限度发挥其优势互补作用十分重要。

动穴佳效探因

应用动穴之所以效佳，乃与提高了用穴的针对性、应变性乃至命中要害的精度有关。虽然中医的辨证论治，包含了针对患者病因、病性、病位等诸多方面，但针灸的辨证论治，则以其特别强调经络与按经取穴而偏重针对病位。故用动穴的针对性,亦主要指针对病位而言。

应用动穴为何能提高用穴的针对性?这与其作用途径相关。基于皮表脏器相关学说,体表皮肤与内在脏器之间存在着特定的解剖、生理、病理……的联系。当某一脏器发生病变时,因"有诸内必形诸外",故可在体表一定部位出现皮肤色泽、形态、感觉……的异常反应。临诊只要找准其反应点,即是找到了古称"真穴"的最佳刺激部位—靶穴。当目标明确之后,再实施恰当的刺激,即可通过神经反射机制,以反向准确作用于受病脏器,从而收到恰到好处的调控治疗作用。我国宋代针灸大师王执中在《针灸资生经》中指出此反应点(靶穴)即"受病处"。针灸此靶穴,即可"直捣黄龙"而针对受病脏器发生效应。

动穴可提高用穴针对性,还在于它具有穴无定处、病无定穴的原生态特点,它可针对具体患者病情的个体差异,通过即时实践检测、根据反应点提供的信息定位。在精确定位后,再实施针锋相对的"精确打击",故针对性与命中要害的概率较高,疗效也可获最大限度释放。运用静穴虽然也要求提高针对性,但由于其定位主治相对固定不变,且早已形成了某病用某穴、某穴治某病、某穴在某处的"公式""定理",临床只需"按图索骥"依法实施即可,因而机动灵活性受限,较难适应千差万别的具体治病需要。总之,动穴强调定位主治的"个性"与"特异性",而静穴则注重"共性"与"普遍性";动穴是以实践检测结果为定位依据,静穴则多以文献记载理论为定位依据。显然,两者优越性不可同日而语。

20 世纪 70 年代中期,笔者在突尼斯执行援外医疗任务,接诊了不少支气管哮喘患者。当时,为减少患者远道就诊频繁往来的不便,采用了 10 ~15 天施术 1 次的穴位"注线"疗法。即用长约 2 厘米的较粗医用羊肠线,置入输血针管前端,插入穴位后,将装于针柄一端的针芯前推,以埋入皮下肌肉之中(此法操作简便,优于一般穿线疗法),共治疗观察数十例,疗效尚可。但也并非万应灵方、百发百中。寻思可能是选穴针对性不强、难以切中要害之故。乃加用胸椎旁与胸肋下各处反应敏感点施术,采取动静穴结合应用,无论即时平喘或远期疗效均有提高,表明应用动穴可补静穴之不足。

其次,动穴疗效还与选穴应变性有关。众所周知,宇宙万事万物既是千差万别,也在千变万化,疾病也不例外。故治疗手段方法忌"刻舟求剑"、一成不变;应当机动灵活、随机应变。即所谓病有万变,治亦万变,用穴也有万变。而动穴变化无常,更好地体现了易于应变的特点,它"以万变应万变",较之"以不变应万变"者具有明显的优点。再按"万变不离其宗"之说,通过搜索、捕捉动穴,抓住这个靶点,即是抓住了"宗",即为"针到病除"提供了先决条件。

针对性与应变性是紧密联系、相辅相成的。应变是为了针对,针对也需应变,提高了应变性,实即提高了针对性,两者相得益彰而不可截然划分。针对性与应变性提高了,也就意味着目标正确与命中要害的精度提高了,故临床一针中穴、立竿见影现象并不罕见。

20 世纪 60 年代初,笔者在本院附属医院应诊,接治了不少由药治失效转来的胃十二指肠溃疡患者。当时采用的疗法,主要有针灸、穴位药物注射、穴位埋线等;选用穴位开始多为足三里、上巨虚、下巨虚、中脘、下脘、脾俞、胃俞、内关等,但有时止痛不甚理想。一次,在无奈之下,加针了第八胸椎下的反应敏感点,收到了较好疗效。但当再治另一位患者时,此敏感点却无法找到,只是经反复搜索后,在第十一、第十二胸椎间发现了压痛反应点,乃加针此处,腹痛渐减。但续治数次,压痛点又神秘消失。原来转移到第九胸椎旁夹脊穴,再改针此处,治 9次基本痊愈,经 X 线钡餐复查,龛影也大大缩小。由此表明,不同患者,即使同一疾病,其动穴出现部位也可不相同;而同一患者,随着治疗次数的递增,反应点也可不断变异。运用动穴,则适应了这一嬗变无常的需要。

这些年还接诊了一些面瘫患者,发现其原发病大多为眼、耳、鼻、喉、口腔等感染了病毒或细菌的炎症。一人素嗜烟酒,患慢性咽炎数年,常感咽喉部不适或微痛,药治少效。近因滥用空调贪凉感冒而诱发左侧面瘫,左目闭合困难、额纹消失、颊藏食、口向右㖞……经用常规穴针 20 余次未见好转,认为可能因选穴未针对原发病应变之故,乃着眼治本,加针喉结旁与天突上压痛敏感点,数次后,咽喉痛失,面瘫也有改善,再治 10 余次竟愈。

还有一位患者,素患慢性牙根周围炎,服抗生素颇多,终难根除。近又患面瘫,经某处针治月余未效。诊见口眼㖞斜甚轻,仅感耸鼻动作与面部肌肉麻木、活动受限;指按右迎香下寸余有 3 ~ 4 处压痛敏感反应,乃在原用常规穴基础上再加刺此敏感点 4 针。3 次后,自觉症状减轻。但此时左侧外鼻道出现炎症,再加针左鼻梁凹陷压痛点,2 次而炎症消失,其压痛敏感点复转现于左颊车附近,但加针此处后,效果却不甚满意。此时意识到可能因原 24 小时针 1 次、间隔时间太长之故。乃按实验研究关于针灸抗炎需每隔 6 小时施术 1 次提示,告诉患者在家自行寻找压痛点,自用指针配合治疗,即用一手指重压穴位,使有较重得气感,以能忍受为度,每处按 1 ~ 2 分钟(或做旋转状按压 100 ~ 150 下),每日施术 3 ~ 4 次,按法施行 3 日后,压痛点基本消失,炎症得到有效控制,面瘫诸证也逐渐而愈。此案例说明,同一病症,由于其病原体侵犯部位在不断转移变化,取穴施治也须密切注意其传变轨迹与动向而实施"跟踪追击"以应变。这对缩短病程,提高疗效有重要意义。

由此可见,运用动穴的针对性,乃重在分析患者病情的差异,应变性则重在追踪患者病情的变化,其共同目的是提高针对性与命中率。两者均符合中医辨证论治与唯物辩证法思想。

应用动穴效佳,是否因易于使气至病所有关? 明代杨继洲《针灸大成》指出:"有病道远者,必先使气直到病所。"言下之意,似表明只有气至病所,则疗效更佳。那么,应用动穴是否易于使气至病所临床所见并不尽然。针灸任何腧穴,既无法使百分之百出现针感传导,即使出现传导,也难以精确而调控其传导方向与到达部位。曾治一些急性胆绞痛患者,其中少部分可在阳陵泉外上方的腓骨头前下方出现压痛敏感点,针此动穴时,往往针感传导方向只到达足背足趾部,而无百分之百把握使之向上向腹部以至病所放射。再如治急性结膜炎患者,发现有少部分患者可在翳风与风池间出现压痛敏感点;治冠心病、心肌梗死、心绞痛患者,不少主诉齿部、肩部痛,触诊检查时亦可出现反应点。但于上述反应敏感点施行针灸后,则可有以下 4 种不同结果:一是针灸此动穴,有时只有局部得气,而难使针感传导;二是虽有针感传导,但放射方向难以调控而使之必达病所;三是即使传导达病所,有时疗效未必满意;四是得气不达病所,有时效果并不逊色。可见动穴与得气感传及其疗效之间似无必然联系,其间规律尚待探索。

当然,针灸疗效的取得,除正确选择刺激部位外,还须正确选择刺激工具、操作与时间。因本文专论刺激部位,故其他三要素此处不予赘述。请参阅"关于针灸处方四大要素"一文。

动穴定位与检测方法

动穴佳效还与其多是直取病所有关。因不少病症往往伴有病原微生物感染,特别是一些缠绵难愈的局限性炎症,其病原体盘踞之处,如血管较少、循环不畅、机体本身免疫物质或用抗生素等治疗,均可因通路受阻而难达病所以发挥应有的杀灭作用。此时如用针灸等直接刺激患部或其周围,则可产生以下效应:①刺激后局部潮红发热,象征着血管扩张,血液流速加快,循环系统功能与新陈代谢改善,起到了"疏通经络,运行气血"的作用。表明运输线获得畅通,突破了制约其免疫效应的屏障,从而可发挥更大消炎效果。②病所受到针灸等外伤性刺激之后,可产生白细胞等免疫物质吸引素,不但克服了免疫体的惰性,激发了其抗击入侵者的潜能,而且免疫体的数量及功能均有提升,改变了其免疫力度在全身的配置,将机体免疫物质吸引聚焦至病灶,起了调兵遣将集中优势火力打歼灭战的作用。③实验证明,针灸可提高全身免疫作用,如今局部免疫也得到加强,两者互为补充,相得益彰,杀伤力必然能获得最大限度释放。④刺激引起的机体一系列生物化学变化,造成不利于病原体繁殖生存的环境与条件。⑤刺后可加速局部水肿毒素的驱散、排泄与吸收,改善机体活动,从而使疾病较快痊愈。

以上仅是对动穴佳效之因提出的一些推论。不过,其作用途径的最后确认,仍须通过科研实验证实。动穴检测定位可分无须特殊检测与需要检测两种：

1. 无须特殊检测定位的动穴

只要通过一般诊断，即可明确痛在何处、病在何处、病灶在何处，穴亦在其处，以直取病所。多指病位比较局限明晰，覆盖面较小的病症，如鸡眼、带状疱疹、腱鞘囊肿、急性结膜炎、中耳炎、毛囊炎以及毒虫、虫蛇、狂犬咬蜇伤等均可于其病所或周围取穴。曾用此法治鸡眼多例，收效颇佳。一右足底大趾本节下生一黄豆大鸡眼患者，检见有圆锥形质地坚硬的角质物嵌入皮下，略高出表皮，呈灰黄色，跛行年余，行走时痛甚，颇感痛苦，经多法治疗失效。严密消毒后，取三棱针刺入鸡眼中心，深至患者觉痛时为止，再将针稍退出，复斜刺入，如此一进一退反复向不同方向刺 3~4 次，出针令出血少许，每日施术 1 次，连治 3 日，鸡眼渐渐枯落而愈。

1995 年赴美国旧金山出席会议后又治另一患者，因畏针而征得患者同意后改用艾灸，将艾炷盖患部施灸 3~5 壮，始灸不觉痛，灸至觉痛为度，再换新炷，再灸。1 周后，鸡眼亦枯萎而愈。再如治腱鞘囊肿，一般用毫针、三棱针、圆利针或火针刺入囊肿中心，拔针后挤出黏液，再渗入少许碘酊以破坏其囊肿壁，每日 1 次，连治 3~5 日，治愈亦多。对急性结膜炎，眼球虽不可针刺，但可选择眼周各动穴治疗。有夫妇俩均患一般细菌感染性急性结膜炎，临床表现基本相同。其夫先病一日，翌日妻子亦被传染发病。两结膜发红，双目稍肿，有时微痛，晨起睁目困难、眵多、流泪、畏光，但不影响视力。曾用眼药水、药膏并服抗生素，好转不明显，要求继续给药。当告以可用针刺治疗配合或可加速痊愈时，其夫表示同意一试，妻子则拒绝接受，当即为男子针眼周的压痛过敏点。第二天巡诊至其家，男子称诸证大有好转，此时其妻也主动要求配合针刺，之后二人均每日针 1 次，3日而愈。

至于毒虫等咬蜇伤，早年在农村诊治亦多。一人因翻砖砌墙，突然被一条窜出的蜈蚣咬伤其右手食指，当时痛不可忍，急用敬神香点燃代艾卷，将火头置于距咬伤处 1~2 厘米，以灼艾痛掩盖过咬伤痛感为度，少顷痛即消失。另治一左手前臂被蜜蜂蜇伤患者，亦用此法改用艾灸而立时止痛。由此联想到古籍为何反复记述灸动穴阿是穴治疗诸毒虫、毒兽……咬蜇伤之法而效果甚佳之说，的确言之有理。如针灸治疗犬伤、狂犬病，《素问·骨空论》谓："犬所啮之处灸之三壮。"此后，历代文献屡有论述，葛洪《肘后备急方》、陈延之《小品方》、吴昆《医方考》、王焘《外台秘要》、王怀隐等编纂的《太平圣惠方》、王惟一《铜人腧穴针灸图经》等均载灸法治狂犬咬伤法，特别是宋代王执中《针灸资生经》的刊印者元代蒲登辰序中还提到治验："近年有为猘（音制，或作瘈，本作狾，即疯狗）所伤者，亦尝依经灸活三人。"并称有位狂犬伤已 8 日的患者，用药失效，亦灸之而安。此后《针灸聚英》《针灸大成》也转载此法。明代薛己《外科心法》亦载一例,谓用隔蒜灸获效。1982 年 1 月 7 日《光明日报》报道河南沈丘一医生用祖传针灸治愈狂犬病达千余例之多,均表明此法疗效确实,值得进一步验证,其机制是否因咬蜇伤后,毒素仍留在伤口,未进入血液循环,及时用灸火高温灼其处,既可止痛又可破坏其毒素。

直取病所的动穴定位法,对于某些病症,如痈疽疮疡、恶性肿瘤等,用之可否致病原微生物及毒素乃至肿瘤细胞扩散转移至循环系统到达重要脏器而引起严重后果?乃是值得深入探讨的重要问题,故目前仍须慎用为宜。

2. 需要检测后定位的动穴

目前主要有目测、指测、热测、电测 4 法。

(1)目测法:即以视觉扫描,目测搜索患者皮肤色泽、形态异常的小丘疹、小白点、小黑点、小红点,"红瘰""红疙瘩""红筋""青筋"等作为动穴定位标志。《肘后备急方》载:"救卒中恶死方,视其上唇里弦弦者(似指上门齿缝上唇系带),有白如黍米大,以针决去之。"此以白色的点做定位指标,乃采自民间验方。20 世纪 80 年代末,应邀赴乌鲁木齐讲学,在郑州转车后的第二天,车上一中年女性旅客突发昏厥,因晕车而久未进食,似是低血糖之故。当即找来无菌注射针头,再掀开患者上唇发现其唇系带上确有一灰白色小点,于是针其处,移时而苏。

清代《医宗金鉴》称灸腋气(狐臭)方,先剃去腋毛,"乃用好定粉水调搽患处。六七日后,看腋下有一点黑者,必有孔如针大,或如簪尖,即气窍也。用艾炷如米大者灸之,三四壮愈,永不再发。"此乃据黑点出现处作为定位坐标。这里所谓"腋气"当属局限性臭汗症,"气窍"或"孔"指腋窝大汗腺的排汗口而言。至于腋臭形成乃由汗液中的蛋白质、碳水化合物、分泌汗液的细胞或加上乳臭杆菌在皮肤上分解,其腋窝细菌和汗液中的有机物起作用后,形成了不饱和脂肪酸,从而产生出腥臊气味。关于"黑点"则又可能为兼有慢性便秘患者肠中的吲哚酚,从汗中排出经氧化后所呈现的青绿或黑褐色凝结而成的色汗症表现。白点、黑点之外,更有所谓小红点之说。清代鲍相璈《增广验方新编》谓麦粒肿可在"背上膏肓穴处第三节骨两旁有小红点,用针挑破……或用灯芯一烧即愈"。并补充说,如不现小红点,可"用梳背频刮之,红点自现"。以上记载有两点值得注意:一是说明皮肤颜色异常的点可有隐性显性之分。其不现于体表者属隐性,可用化学(定粉水)或物理(梳背刮)方法激发而使之向显性转变。二是其动穴定位,也有局部与远隔之异。臭汗取局部,而麦粒肿则取远隔部处。回忆20 世纪 60 年代曾治一麦粒肿患者,右下眼睑生麦粒肿两处,红肿数日,稍有痛感,影响睡眠,始用热敷加服抗生素失效,乃据上述方法,于背部第五胸椎旁约 2 寸处找到一小红点。当即取毫针直刺其处,令得气并出血数滴,每日 1 次,连治 3 日竟愈。表明其验方确有可重复性。

关于各种痛症红点出现部位的规律性,目前尚未明了。如李时珍《本草纲目》引"济急方"与清代吴尚先《理瀹骈文》中有治绞肠痧、阴痧、腹痛、肢冷法,只笼统地称在"身上"找红点,然后用灯芯草油点火焠爆其上,并未具体指明红点现于何处。某年夏天治一青壮年农民因饮食不洁突发腹部脐周痛伴吐泻,四肢厥冷,脉数,舌苔白腻,当即为针足三里、天枢、内关等穴,仍痛甚,继于腹背部找红点,于下脘与肝俞旁发现淡红色小丘疹处,施艾卷灸约5分钟,腹痛渐去,再灸约20分钟,四肢回温,吐泻少止,翌日再灸1次而愈。

还有所谓"红筋""红瘰""红疙瘩""红线""红丝"诸说,清代赵学敏《串雅外编·针法门》:"分开顶门,内有红筋、红瘰,挑破即止。"所谓闷疹子,当指欲发未发的斑疹;"红瘰"则似高出表皮的圆形突起疹点,与"红筋"之属长条形者有异。该书又载:"觅红上红疙瘩,用针挑破,即愈。"故"红疙瘩"似与"红瘰"类似。关于"喉痹"乃咽喉肿痛总称。学生谢强教授以中药针灸配合治耳鼻喉科擅名,尤擅治喉科疾患,其治急性咽喉炎症,用清代郑宏纲《重楼玉钥》所载之法,以刺营放血为主,除于大指端、耳轮等处出血外,还选取局部刺出血,如治急性咽炎于咽窍患部,治急性出血性或化脓性扁桃体炎以及扁桃体周围炎等,于舌腭弓和软腭红肿处,选肿起处刺数下使出血少许,多能速效。

尚有"红线""红丝"说,如清代王洪绪《外科证治全生集》载:"手小臂,足小腿,生如红线一条者是也。要在红线两头始末刺破,毒随血出而愈。迟毒入肠胃不救。"此法还见于许多中医外科专著。所谓"红丝",当指四肢感染细菌及其毒素进入血脉的表现,刺其两头放血,意味着排除菌毒,增强免疫,免致扩散到重要脏器(未必只是肠胃)而引发严重后果。

此外,明代龚延贤《万病回春》中,有"血筋""青筋"记述,该书云腹中有癖块,可于脊两侧找到"血筋"发动处灸。该书还称治脐风,可于脐青筋上行于腹部的分岔处"青筋头"施灸。其"红筋""青筋",当指显露于体表的静脉而言。

寻觅皮肤小红点施挑刺,近代应用颇多,证明疗效确实。因前已述及,兹不赘。以上只是仅凭目测,即可于体表显现的颜色异常处定位的动穴。至于诸病于体表呈的颜色异常处究竟与疾病有何特定联系?其治疗机制又如何?密码待解。

(2)指测法:乃用手指或器物按压体表,以寻觅患者感觉或形态异常之处。系应用最广历史最悠久的一种简易检测法。今人多称其处为反应点、敏感点、阳性点、良导点、牵涉点等。也包括古称阿是穴、天应穴、不定穴……日本柳谷素灵《针灸医学全书》则称奇穴、奇俞、别穴、畦穴、扪当穴。其感觉异常情况,按患者主诉又可分为以下几类:

1)快感:这是一种与针刺"得气"感相同的感知,古今文献记述颇多,如《灵枢·五邪》:"邪在肺……取之膺中外腧,背三节五脏(肺俞、魄户)之傍,以手疾按之,快然,乃刺之。"又《灵枢·癫狂》篇:"咳而动手者,与背腧,以手按之,立快者是也。"孙思邈《备急千金要方》中对阿是穴描述,有"人有病痛,即令捏其上,若里当其处,不问孔穴,即得便快成(或)痛处,即云阿是,灸刺皆验,故曰阿是穴"之说。宋代《圣济总录》中取穴"有按之快然者"。日本玉森贞助谓:"喘息,从第七颈椎至第一胸椎旁按之有快感处是穴。"均指按压后出现快感而言。至于《灵枢·背腧》篇谓取背俞"欲得而验之,按其处应在中而痛解,乃其腧也",当然也可视为快感而做定位依据。

曾治一胃下垂患者,男性,53 岁,平时体质弱,加以长途负重行走而致胃下垂至脐下二横指,常感上腹胀满不适,食欲减退,体重减 3 千克,全身肌肉松弛。按诊背部夹脊诸处,当按至膈俞外半寸时,患者连称"舒适",乃以此穴为主,再结合其他压痛点针治约 20 次,诸证大减,胃下垂上升寸余。

2)痛或酸疼感:类同针刺得气感出现最多。即按《灵枢·经筋》篇所说"以痛为输"。这里的痛当包括按前痛与按后痛两种。前者属患者主动出现的症状,后者似指按压后被动呈现的体征。所谓按前痛,即未经按压检测先有痛感,如宋代许希《神应针经要诀》谓:"妇人产后浑身痛……于痛处即下针。"明代薛立斋《外科心法》谓:"中府隐隐而微痛者,肺疽也。";龚廷贤《万病回春》谓:"灸心痛神法,两手肘后陷处酸痛是穴。"当指取患者施压前出现的痛感部位而言。其次,所谓按后痛,即用按压检测后出现的痛感部位,如《素问·缪刺论》谓:"邪客于臂掌之间……刺其踝后,先以指按之痛,乃刺之。"又:"邪客于足太阳之络。"于背夹脊部"按疾之应手如痛,刺之"。承淡安《针灸薪传集》谓肺病按诊中府有痛感等均是。

酸疼当指患者痛酸兼现的主观感受而言。如王执中《针灸资生经》谓瘰疬取膏肓穴,且"按之酸酸"或"疼甚"定位;治"足杂病"以按之酸疼处,施灸方效;治便血,谓"按之酸疼方灸,不疼则不灸也"。王氏书中多处谈到取静穴亦以此为定位指标,如治历节风取曲池、合谷、三里;治痫取风池;肾虚取肾俞;肠风取大肠俞;带下取带脉;气喘取膈俞等均以按之是否出现酸疼,为决定是否采用的依据。明代张景岳《类经图翼》中亦谓虚损取掌中与合谷相对处,以"按之极酸者是穴"认为用灸甚妙。综上可见,酸痛既可兼见,亦可单见,可只酸不痛或只疼不酸。

对于每一患者酸疼出现部位,古籍尚难找到有关规律性认识的记述。但据临床所见,可有如下几种现象:①多在病所或其周围。②多与受病脏器经络有关。③多与神经分布有关。临床可据此在病灶或有关经络脏器、神经分布区域找穴定位,无须大海捞针式的做全体扫描,盲目寻找。其次是痛点覆盖面积一般较局限,多为 1~2 平方厘米;第三是每一患者敏感点出现数量也不一致,以 3~4 处为多,有时仅有 1 处,有时则可达数 10 处之多。如 1994 年在西欧讲学期间,在比利时下榻饭店,主人介绍一位女性患者,称因下楼摔伤脊椎,从颈椎直到骶椎均有不同程度损伤,出现颈、肩、臂、背、腰、骶等多处疼痛,大便失禁,每日 6~7 次,检查以上各处出现压痛敏感点竟达 20 余处之多,其分布部位,主要在夹脊及其两侧或脊椎上下等处。为之针刺其处数天,止痛甚佳,每日大便次数减至 2~3 次。

3)麻感、热感、放射感:类似针刺得气。《素问·举痛论》谓寒气客于背,按之可现热感。《黄帝明堂经》谓取膏肓穴须得中指麻;《外科大成》谓瘰疬取尺侧肘尖突出骨尖,认为按之小指麻方是"真穴"。《名医类案》谓张景岳诊胸腹痛,按章门感觉可连胸腹等。不过,以上现象临床较少见。

4)医生诊查时的指感异常:与前述三类均为患者主诉的感觉异常不同,如《素问·骨空论》谓"灸寒热之法……缺盆骨上切之坚痛如筋者灸之……"日本代田文志《针灸临床治疗学》谓"有病的经穴,比其他健康部分的皮肤感觉缺乏弹力,在其中可以触知疙瘩状的硬结,有时指尖可触到纺锤状肿起"。又:"压诊经穴的反应时,须先知其有无硬结与压痛,指头触到的硬结,有时长长的作纺锤状,有时圆圆的作点状,有时又作带状……可见多有压痛。"

20 世纪 50 年代我国著名皮肤针专家孙惠卿在其《刺激神经疗法》一书中谓"在有结节、障碍物、条索状物、变形性改变和有异常感觉处,应给予刺激",当属这一反应。但这些现象临床也不多见。

(3)灸测法:指艾灸体表以发现患者热感异常之处的一种检测方法,人民卫生出版社出版的《腧穴热敏化艾灸新疗法》一书中对此法做了详细的论介。其法:点燃艾卷后,用回旋、往返、雀啄或固定法施灸,悬置于距患者体表 1~3 厘米处,以探查发现其热感反应异常处,即认定为该患者需用的热敏化腧穴,这些腧穴主要有以下几种表现:

1)透热:即热感向深部透入或表面不热深部热。

2)扩热:即热感向四周扩散。

3)传热:即热感向远部传导或局部不热远部热。

4)喜热:即其处特别喜热、嗜热,灸时有快感。

5)耐热:即其处对热感有较高耐受性。

6)出现其他非热感,如酸、麻、胀、痛、压、重、凉、蚁行、流水样感觉。

7)灸后患者多诉症状明显减轻。

以上反应,每一患者或部位不必全部出现,也有少数患者可全部出现。其出现部位大多与原有腧穴部位不符,但也可重合,再是有时变特性,即随着时间推移,其部位与反应强度可有变化,治疗期间可出现反应点消失、转移现象。

敏化穴分布规律与高发区,临床观察发现了20多种疾病的敏化穴分布规律,即:①多出现于患部及其周围。②多出现于原治疗经穴相关处。③多出现于相关神经节段分布部位。其次,如面瘫在翳风穴区;感冒在风池或上印堂穴区;盆腔炎于三阴交穴区;眼疾在耳垂区等均为高发区。

灸敏化穴治疗的病症,观察了以下病症有较好疗效:感冒、慢性支气管炎、支气管哮喘、消化性溃疡、功能性消化不良、肠易激综合征、便秘、原发性痛经、盆腔炎、阳痿、偏头痛、面瘫、三叉神经痛、面肌痉挛、枕神经痛、疱疹后神经痛、脑梗死、失眠、过敏性鼻炎、荨麻疹、颈椎病、腰椎间盘突出症、肩周炎、膝关节骨性关节炎、肌筋膜疼痛综合征、网球肘。

灸法得气问题:关于灸法得气理论历来论述其少,只是到了金元时代,李东垣弟子罗天益在其《卫生宝鉴》一书中,曾提及为一体质极差患者施灸不得气、效果不佳案例,以之印证窦汉卿气不至无效之说。清代《医宗金鉴》则提到"凡灸诸病,必火足气到,始能求愈",明显提到用灸亦须强调得气。目前临床医生大都对灸法得气未予足够关注。本书作者发现施灸仍是"气至而有效",仍须强调"气至病所",热敏化穴在灸后感传反应出现率可达90%左右,还对其宽度、深度、走向、时间均做了探讨,发展了气至理论。

20世纪50年代初,日本幸羽赤兵卫出版专著,报道了"知热感度测定法",即用其他热源测定腧穴,与艾灸测法不同,作者称于1950年曾患扁桃体炎,因置放热水袋于足部取暖,当与左脚趾贴近时毫不觉热,后于左大腿找到了敏感点,针后左脚趾恢复了热感,病也随之而愈。这一发现,引发了作者进行反复临床验证,治好了不少疾病,发表论文后引起了学界关注。其检测法是:点燃线香或用测定仪靠近井穴或背俞做来回移动,以观察患者感知热度的距离、时间和左右差等,作为诊断虚实的依据,进而施以针刺补泻以治疗疾病,其所用热源与艾条不同,所用腧穴亦异,是以"静态型腧穴"为主,且未提及灸法得气之说。

(4)电测法:这是近半个世纪以来新兴的检测法。即用皮电测定仪,通过电流在体表的检测,初步发现了经穴具有较高的导电性—低电阻,于是认为腧穴具有低阻抗特性(即所谓良导点)。近年来有人用各种经穴测定仪于耳穴找敏感点,针刺诊治高血压、急性扁桃体炎等有较好作用。《中华外科杂志》1961年第1期报道福建省立医院外科治急性阑尾炎,用经穴测定仪在鼻翼沟处发现敏感点后施针刺,有较满意效果。虽然这种检测法目前似有被冷落现象,但其继续研究价值仍然存在。

以上是目前对动穴检测的四种主要方法。应当说这些检测法大多比较原始粗糙,精度不够,检测设备、工具、指标、方法有待进一步提升其精准度,以期在临床诊断治疗上发挥更大作用。至于其他声、光、磁等物理、化学、生物检测法也有待探索与发现。

动穴检测定位必然涉及腧穴面积、数量及针刺深度角度等问题,每一腧穴覆盖面、广度究竟多大?目前尚无量化指标。但据临床应用,则有点、片、线之异,所谓点,则非常局限,如少商距拇指内侧爪甲角 1 分;所谓片,范围应较大,如拔罐直径可有数厘米;至于"线",则如用皮肤针,在经络线上下叩刺,可达数 10 厘米甚至更长。至于动穴数量,因体表面积究竟有限。假设以一体态魁梧成人的体表面积为 2 平方米左右,每穴占 0.5 厘米计算,那么将全身排满也就几万之数,即已爆满,再多则针插不进、水泼难入了,故应是有限的,再是目前所说的腧穴定位,乃指体表而言。其深部定位,究竟到达何处,也须用解剖组织学名词准确表述,因为表层定位不等于深层次定位。还有一个问题是有人认为力敏点适用针治,热敏点适用灸法,各种检测治疗工具与适应范围之间究竟有无特定联系,有待观察研究。(本文发表在《中医药通报》2008 年第 1 期和第 4 期上)

对"穴标"和耳穴的思考

"穴标"即腧穴定位标准的简称。1998 年秋,笔者参与处理一次调解针灸"事故"纠纷。某患者家属诉称:"家叔患膝关节痛多年,昨日请某医院医生针治,针毕头晕眼花、面色苍白、出汗、昏厥……经抢救脱险,至今仍感头昏不适,后查阅病历,发现所针阳陵泉穴竟下移寸余,与国家颁布的标准不符,显然是引发事故的原因。故欲找医院讨说法索赔……"经反复调查,当问到受针时是否空腹,且未取卧位时,则点头称是。对此,我们提出如下意见:①此似针灸学中所称的晕针现象,多与久未进食、坐位受针等有关。属异常反应,难以认定为"事故"。②患者虽遗留头昏不适,不久当可复常,不必担心。③即使阳陵泉定位不当,也与晕针无必然因果关系。当前临床医生定穴与国家标准穴位取穴(简称国标)有异者并不罕见,并未导致不良后果报道。至于定位标准与疗效关系如何?迄今亦难定论。

经一番解释之后,事态总算平息,但也引发了笔者深深的歉疚。因为,1990年笔者曾参加"国标"制定与审定稿会议,当时并未提出不同意见,且认为这是保持我国针灸在当今世界享有崇高学术地位的需要；是规范取穴与国内外流行趋势接轨的需要；还是利于针灸推广传播的需要。故制定"国标"迫切性、必要性毋庸置疑。但对确保疗效、安全、与条件成熟与否，则未加深究。如今，"标准"已经问世（2006 年 11 月 2 至 3 日中央电视台报道世界针联已公示全球执行），却给同行带来了不必要的麻烦，成了追查莫须有"事故"的法律依据。冷静下来，重新审视之余，自感有所不安。

关于制定"穴标"的基础与条件

出台一种规章制度，除需反复论证其必要性之外，还需充分论证其科学性与可行性。如制定标准之前既要分析针灸学科的特殊之处，考量基础条件是否具备，也要树立全面的利弊观，预测可能带来的正负面影响。可是，对于诸如此类重大问题，当时竟未做理性思考，未免失之轻率！

针灸学科特点，钱学森先生早已指出是一门"经验医学"。如今的中医教科书是近年来由部分现代学者对几千年散在经验与文献的模糊认同，并加以综合整理的产物，它具有不确定性多、变数多、争议内容多的特性。与现代科技教材之多来自严密的科研实践，几乎无懈可击，结论多获广大同行公认者有所不同。因此，前者的基础条件尚欠成熟，似不宜急于制定标准而攀比跟风，亦步亦趋。

这里也许有人反问：现代科技未必全部公认成熟，不是已有标准了吗？针灸即使有不成熟之处，不是仍可逐步修正完善吗？固然，任何标准不可能尽善尽美，均应不断修改完善。但比较两者的前提条件，毕竟精确度、可确定性、公认性有异。假定依据一门精确度低，不确定性与有争议内容多的学科而做出硬性规定，确定标准，必然难以成为真正意义上的标准，从而带来执行困难，以至引发不必要的麻烦。

"有标准比没标准好"，这是主张可立马制定标准的又一理由。此说未考虑急于求成可能产生的弊端：①可能对从业人员造成不必要的伤害，如前述案例即是。②可能对参与处理事故纠纷者如执法部门造成尴尬或误导。③可能束缚思维创新而制约学术发展。④可能混淆传统医学与现代科技之间的区别而引入认识误区。⑤可能因刻意造出一个不成为其标准的标准而颠覆针灸自身的声誉，造成学科生存危机。

再从腧穴标准颁布十几年后的正负面效果看，许多临床医生认为也不甚明显，有人甚至认为可有可无，难以看出它比没有标准更好之处。故在尚未出台标准之前，仍用大学教科书代理规范取穴未尝不可，似不必画蛇添足，刻意效颦。

当然，随着针灸的现代化，最终是需要制定标准的，然而这有待条件具备而

水到渠成,瓜熟蒂落,无须揠苗助长。当前,有关权威机构是否可发表如下声明:
①已颁布的标准仅供参考,只可试行,不做定论。②司法机构裁决医疗事故纠纷,最终仍以事故鉴定专家委员会意见为准。③凡以国家名义编撰的大型中医著作,应保持较高的学术水平与科学性、权威性、经典性,要充分论证,广泛征求意见,发扬学术民主,谨慎从事。④今后凡是出版著作,应慎用"大话",如用标准、通鉴、全集、全书、规范、大典、大全等词语做书名,出版部门对此也应严格把关,以求名实相符。

关于耳穴进入大学教材问题

耳针与耳穴概念不同,两者既有联系,又有区别,这里乃针对耳穴而言。耳针疗法于1958年传入我国,20世纪90年代中期,笔者作为国家中医药管理局高校规划教材《针灸学》《腧穴学》主审,对它进入教材未表任何异议。只是到了2003年第3期《上海中医药杂志》约笔者写"对针灸入世的思考"时,才开始对其中耳穴进行了回顾与反思。文中虽略表自责,然语焉不详,有必要做进一步的申述。

当初,认为可收入教材的理由之一是:40多年以来,各地做了大量临床验证,发表了连篇累牍的经验总结报告,证明耳针可治多种疾病,且对某些病症有较好疗效,故不乏实践依据,补入教材未尝不可。但对这些报告的科学性、先进性……如事先有无严密的科研设计与科学观察,疗效是否经反复验证确认,与体针对照是否确有优越之处,有无国家权威部门的审查鉴定,选入教材应把握什么条件和标准等重大问题均未认真推敲。特别是对其中的耳穴理论,更未做深入的思考。如今看来,以往发表的耳针论文报告,与严格要求尚有距离,优势难以认定,耳穴理论的形成,实践依据不足,过早进入教材,仍缺乏确凿证据的支持。

耳穴不进入教材,不等于对它的否定,今后仍可继续应用、研究、完善。何况,今天不进入,不等于永远被拒之门外,一旦通过严密的科研论证,届时自然顺理成章地成为针灸大家族成员。

认为可进入教材的理由之二是:耳穴裸露,便于施术,能补体针之不足。然而,简便易行,不过是疗法的附加条件而已。评价疗法优势,关键还得看疗效这个硬道理,疗效才是试金石,是确定取舍的首要坐标。既然其疗效优势尚无定论,即使再简便易行,又有何意义呢? 何况,多年来对耳穴评价一直存在着争议,南京有几位著名耳针专家早已尖锐指出耳穴治疗缺乏实验依据。原创者一直未出示实验资料数据,虽然其始作俑者曾煞有介事地宣称,数以百计的有名称、部位、主治的耳穴,如一倒置的胎儿,高密度分布于耳郭这一方寸之地。似乎特异性明显,临床定位可差之毫厘,失之千里。将这一虚幻的认知描绘得活灵活现,颇能把人诱入确信无疑的境地。可是,只要稍做思考,就会使人感到扑朔迷离、困惑不已。甚至认为这也许是作者对"全息胚"学说的灵感延伸和假说;抑或是天马行空式的故意杜撰出这样一个虚无缥缈、荒诞不经的幻境,从而对广大学者与学科尊严所进行的戏谑与嘲弄。

近年来,国内不少学者报告称,取穴无须按照耳穴图而按图索骥定位,只需用火柴头或其他钝圆形棒头或耳穴电测定仪在耳郭找敏感点施以刺激,亦能获得不相上下的疗效,对原定耳穴理论提出了质疑。可见,假如我们今天仍漫不经心,不加审视地将这种无稽之谈、空中楼阁式的理论,请上大学教科书的大雅之堂,让它长驱直入驶进我国神圣的高校讲坛,那将是一种极不严谨严肃的学风,是对我国中医教育的亵渎,也是针灸学的悲哀!

理由之三:原有针灸学教材内容未必都有实验依据,为何苛求耳穴而不让其享受同等待遇?反思这个问题,感到应首先分析古代针灸学内容进入教材的客观条件,现代中医教育开创的历史背景,与当时对教材的需求状况。国办中医大学始于20世纪50年代,初创伊始一穷二白,教材缺如,既不可没有教材而做无米之炊,也不可能将万种中医古籍都搬上课堂施教,更不能等到对古籍整理终结,再一一临床验证,然后着手编成教科书。为救燃眉之急,为贯彻执行中医政策与抢救濒临灭绝的祖国传统医学,国家卫生部征召全国名医编写出版了包括针灸学在内的中医系列教材,是十分必要而及时的。然而,也应清醒地看到,对它的评价要一分为二,即一方面既要看到它较全面地反映了学科的主要成就与经验,具有较高学术水平;另一方面也应意识到,由于古代针灸学内容进入教材门槛较低,现代实验依据缺如,作为急救部分的内容,教材从孕育到诞生,从它呱呱坠地的那一刻起就注定了它的先天不足,故也存在一定缺陷。确切地说,这种教材只能视为古文献综述,很难视为真正意义上的大学教科书。与现代科学教材之历经千百年,大面积反复推敲、筛选、修订,经千锤百炼,且具有广泛认同与公信力者,不可同日而语。

古代针灸内容进入教材条件宽松,是对待文化遗产的特殊需要,如要求太高,必然可使一些有价值的内容因一时难以评价而遭遗弃。但如今要对耳穴这样的现代成就也一视同仁,照搬这一准入标准,让它搭乘中医政策便车驶入高校教材殿堂,则需审慎了。因为对待古代文化遗产与现代学术成就,尽管均应注重实用价值,但由于时间、内容、价值取向不尽相同,价值观有异,故对文化遗产还需考虑如何让国宝不致流失的问题,秦砖汉瓦毕竟与现产砖瓦不能等同对待。况且,耳穴本有现代科学评价体系可资遵循,不应降低标准而准予进入。假如让日新月异、大量出现的新成就,未经严格筛选,就源源不断、玉石不分地涌入教材,可能造成许多不良后果:①中医宝库本来就非全都是宝,如今还要继续泥沙俱下,广收博采,使库容不断膨胀,形成浩大的清理、鉴别、分拣工程,从而牵扯和分散大量精力,造成大量智力资源浪费,阻碍学术发展步伐。②淡化教材的权威性与纯洁性,可能为"中医无用论"者提供攻击的借口。③损害中医声誉,可能因玉石不分而导致玉石俱焚的恶果。有如一池清泉,因不慎渗入污水而殃及池鱼。④作为学科经典载体的教材,假如纯度精度低,伪科学泛滥,势必误人子弟,贻误后学,不利于教学和传承。

综上可见,同是针灸学内容,按客观具体情况不同而采取古今有别原则区别对待,是符合辩证法的,不存在不公平的问题。

以上所论,主要是教材的"纳新"问题,还有"吐故"也至关重要。因为吐故纳新与推陈出新一样是一对矛盾的统一体,两者不可偏废。众所周知,中医学一直处于多肯定、少否定、多纳少吐、多增少减的新陈代谢不畅态势,导致意义不大或毫无意义的内容增多而乱人耳目,耗人精力,成为制约中医发展的瓶颈。为此,今后应该加强"吐故""排污"、去粗存精、去伪存真力度,像现代医药学一样,不时宣布一批停止使用的药品,鼓励否定性课题研究,以保持教材的一方净土,让它永远屹立于学科制高点之上,引领着学术沿着健康发展轨道不断前进。

理由之四:有人认为作为教材应有博大胸怀,多点包容,少点排斥,容纳不同学术经验与观点,此说不敢苟同。因为,纳入教材内容,除古今有别外,教材与学科也须有别,应按前者严而后者宽的原则而分别对待。古今有别前已述及,至于学科与教材有别,应当是学科可海纳百川,兼收并蓄;而教材则宜要求较高,不可降格以求。

也许还有人认为,耳穴进入教材有利于推广和传播,不应设置障碍。其实,还是前已述及的,作为针灸学科,并未废去这部分内容,不存在人为设障问题。价值确认之后,自可进入教材,否则,不可刻意为之鼓吹、拔高、传播,应以暂不进入教材为宜。至于已颁布的耳穴定位标准,不妨做出补充声明:指出当前同样只作参考,不必视为定律。

总之,耳穴理论仍可留在针灸学科之内而任其自由发展、验证,待一旦确认其科学性、先进性、实用性之后,再准予进入教材而成为真正的经典,未为不可。

试论古代针灸学派

　　探讨古代针灸学派,具有承先启后的重大意义。本文拟就古代针灸学派的学术观点及其形成因素、对国内外影响等做初步探讨。

温补派与攻泻派

　　古代许许多多学者各有不同建树和贡献,如张仲景、王叔和对于针灸的适应与禁忌范围别有见地,华佗处方配穴能以少取胜,孙思邈、王焘推崇灸治,王执中用阿是穴独具匠心……各有造诣,各有千秋,促进了针灸学的发展。但是,这些毕竟局限于零星片段的实践经验,构成一种学术流派还有距离。而真正从生理、病理、诊断、治疗等问题提出较系统的理论和独特的学术见解,并在实践中取得较大成就,足以成为学术流派者,主要还是温补与攻泻两派,表现在治疗方法上,前者偏重于灸而后者偏重用针。

1. 温补派

　　崇尚灸治的温补学派,我国历史上代不乏人,南宋的窦材和金元时代的罗谦甫则是其中最杰出的代表人物。

　　窦材,生于宋之中叶(公元 11 世纪),做过太医,著《扁鹊心书》三卷,书中开宗明义,第一页就强调了阳气在生命活动中的重大作用,所谓"阳精若壮千年寿,阴气如强必毙伤""阴气未消终是死,阳精若在必长生"。因而临床治疗、预防摄生都主张"保扶阳气为本",提倡"灼艾第一,丹药第二,附子第三",把灸法摆在头等重要的位置。以为"医之治病用灸,如做饭需薪"。《扁鹊心书》以大量篇幅记述了内、妇、儿、外科 60 余种病症的针灸治疗,并附有 40 多则针灸医案,几乎 90% 以上均是用灸。并且灸的壮数奇多,一般每穴百壮,甚至五六百壮;用穴牵涉面不广,多局限于脾肾任脉诸经,常用关元、命关(即食窦)两穴。因为人体阳气与脾肾关系最为密切,而"肾为一身之根""脾为五脏之母",脾肾乃人一身之根蒂,故温补肾脾,尤其是补肾尤为当务之急。关元一穴虽属任脉,而位居下焦,与肾功能关系密切,用之所以温补肾阳;命关一穴,乃"足太阴脉气所发","能接脾脏真气",用之所以温补脾阳。作者按照温补肾脾两法,于关元、命关等穴大量施灸,在治疗和预防摄生方面都取得了较好效果。为灸法的温补功能提供了较多的理论和实践根据,奠定了温补学派学术体系的基础。

金元时期,金元四大家的学术思想影响,温补派又迈进了一大步。名医罗谦甫师承补土派的李东垣,认为人身元气对疾病发生有决定性的意义,元气不足,诸病由生,而元气之所以不足,又是脾胃之气有伤的结果,故在治疗上特别重视补养脾胃,在他所撰《卫生宝鉴》中记述了针灸治法,附有20余则有关针灸医案,其中绝大部分是以灸治获效。罗氏处方重中脘、气海、足三里穴,中脘乃胃之募穴,温补中焦;足三里乃阳明胃经合穴,对脾胃病卓著成效;气海用以补气,因为脾胃虚弱患者主要表现为气虚之故。三穴合用,相辅相成,相得益彰。罗氏运用此法有独到之处,《卫生宝鉴》卷三记一气虚有热患者,按“甘温除大热”的原则,除用甘温之品内服外,并巧施灸法,患者霍然而愈,突破了“热不可灸”的传统经验,丰富了温补派的学术内容。

2.攻泻派

与温补派针锋相对的攻泻派,偏重针法应用,张子和是此派代表性人物。张子和,号戴人,公元1156~1228年人,他在病因学说上,把邪气作为起决定作用的致病因子,提出:“夫病一物,非人体素有之也,或自外入,或自内生,皆邪气也。”在治疗原则上,倡“邪去正安”说,偏主攻邪。用药以猛峻著称,善用汗、吐、下三法,在针灸方面,按《黄帝内经》离合真邪论、调经论、阴阳应象大论等篇理论,以为针刺放血最能达到祛邪目的。他的学生麻九畴辑《儒门事亲》一书,总结与记述了张氏的学术观点与临床经验,书中记载针灸医案约30则,几乎全是用此法取效,方法曲尽出奇制胜,履险如夷之妙。

张氏用针放血的特点是“三多”:第一运用铍针多,铍针形如剑锋,施于人体能造成较大的创伤面,与一般习用锋针(三棱针)者不同。第二是刺激部位多,如治背疽如盘患者,“绕疽晕三百针”,治湿癣患者,“当痒时刺百余处”。第三是出血量多,不少患者刺后出血盈斗盈升,十分惊人。(按:斗乃古代酒器。《吴医汇讲》云:“每斗约今之七合。”)

泻血攻邪,历史上如张氏者,几乎前无古人,后无来者,元明时期以后,国内外针灸学者对放血一法,多是偶尔为之,不敢大胆采用。日本摄都管周桂氏在《针灸学纲要》中虽也强调过此法应用价值,但与张氏学术观点似无共同之处。清代此法几乎束之高阁,无人问津,当时著名医家徐大椿对此曾深表惋惜,他在《医学源流论》中谈道:“古人刺法取血甚多,如头痛腰痛大泻其血,今人偶尔出血,惶恐失据,病何由除,此亦一失。”

形成的因素

学术流派,只有在其自身达到较高水平时才有可能形成,因为人们对事物的认识,总是由简单到复杂,由感性到理性,由浅入深,逐步深化,不能设想,当一种学术还处于雏形阶段就会产生不同流派。宋金时期祖国医学已经历了漫长的发展过程,学术内容蔚为大观,加上当时的文化、科学等各项事业有了蓬勃的发展,涌现了许多著名医家,这就大大促进了医学的进步。针灸学派产生于此,是符合事物发展规律的。而促使针灸学派形成的因素是什么?一般说有如下几个方面:

1. 前代医家学术思想影响

如唐代王焘对窦材的影响很深。前已述及,王氏对灸法是推崇备至的,《外台秘要》卷十四:"至于火艾特有奇能,虽曰针汤散皆所不及,灸为其最要。"并举例论证:"昔者华佗为魏武帝针头风,但针即瘥,华佗死后数年,魏武帝头风再发。佗当时针讫即灸,帝头风岂可再发?只由不灸,其本不除。"《扁鹊心书》为了说明灸的重要,也转引了这段文字,并做了补充:"若于针处灸五十壮,永不再发。"窦氏极力诋毁宋以前名医,甚至连一贯受人颂扬的张仲景亦未可幸免,唯独未及王焘,这不能不认为是崇拜之故。

至于罗天益,学有渊源,更与师承有关。张子和的主张,看来似乎独树一帜,实际上《黄帝内经》理论对他影响很深,《黄帝内经》有关针刺治疗,几乎50%以上均是采取放血泻血,在162篇中即有40余篇涉及此法,张氏在临床上即是以《黄帝内经》作为指导的,如《黄帝内经》论各经气血有多少,血多之经能泻血,血少之经忌放血,张氏就是恪守不移。又如他在治疗一久疟患者,即按《素问·刺疟论》所谓:"诸疟而脉不见,刺十指间出血。"施治而奏立竿见影之效。

2. 社会风气也有一定影响

宋代医家运用温补之品盛极一时,甚至连统治阶级士大夫也煞有介事地加以提倡,当时医家许叔微、王好古偏主温补脾肾,尤其是把补肾放在第一位,这与窦材的学术思想如出一辙。在针灸方面,宋代编撰的方书多述灸法,如《太平圣惠方》载170穴,主治项下只及灸法,其中还有专论儿科病灸治40条,又如许叔微《普济本事方》,严用和《严氏济生方》,史堪《史载之指南方》,王贶《全生指迷方》,洪文安《洪氏集验方》……大都如此。即使一部分针灸专著,也有不少专论灸法,如西方子《黄帝明堂灸经》,闻人耆年《宋本备急灸法》,庄季裕《膏肓腧穴灸法》等即是。著名针灸家王执中《针灸资生经》一书的字里行间,透露了作者常用灸治的倾向。所有这些,都为重灸温补学派的形成提供了条件,起到了促进作用。

3. 道家学说的影响

秦汉以后,道家学说逐渐向医学渗入,晋代的葛洪,既是道家的杰出人物,也是著名的医学家,他主张用灸疗和丹药纯阳之品,这是与道家重视阳气分不开的,《百子全书》道家类,《至游子》载:"……阴尽阳纯则长生焉。"又:"……于是阴消而纯阳矣,可以长生。"至于窦材受道家学说影响更明显,《扁鹊心书》第一卷即谈道:"道家以消尽阴翳,炼就纯阳,方可转凡成圣,霞举飞升。"又:"阳气不绝,性命坚牢。"再从他致力于灸法丹药方面的研究来看,与葛洪学术思想几乎没有什么差异。

4. 治疗对象与形成学术观点的关系

由于医者治疗对象有体质、病情等不同,其治疗原则与方法必然也是因人因病而异。罗天益之所以重于温补脾胃,就是因为当时正值蒙古攻金,他的家乡河北一带人民惨遭兵祸,元遗山云:"壬辰(1232)之变,五六十日间,为饮食劳倦所伤而殁者,将百万人。"饮食劳倦,最能损伤脾胃,败坏身体,《黄帝内经》云:"阴阳皆虚,火自当之。"其重灸以温补中焦,可见并非偶然。

再看张子和的治疗对象,张氏是金代睢州考城(今河南省兰考县)人,除壮年时在京做过太医,生活在城市一段很短时期外,更多的岁月是在农村度过,游历河南一带,为民疗病,故医案所述患者多是体质较壮实的农民,所治的疾病,多是所谓"血实""肝木茂""太阳阳明血气俱盛"之类的实热证,在病种方面,又多为如下三类:①外感热病,如暑病、疟疾等。②外科疾患,如痤疖、丹毒等。③五官疾患,如目舌肿痛等。很明显,这些正实邪盛的病证都是适于泻的。

5. 为了匡矫时弊,而苦心孤诣,也是创立新学派的因素之一

如张子和所处的时代,正是温补风靡一时,针灸方面,重灸蔚然成风,一般医家对攻泻放血都"谈虎色变",视为畏途,莫敢大胆采用。另外又滥施温补,以致产生了一些不良后果。为了扭转这种局面,乃大力宣扬攻泻的意义,与温补派展开了激烈的论争,他说:"良工之治病者,先治其实,后治其虚,亦有不治其虚时。粗工之治病,或治其虚,或治其实,有时而幸中,有时而不中。谬工之治病,实实虚虚,其误人之迹常著,故可得而罪也。惟庸工之治病,纯补其虚,不敢治其实,举世皆曰平稳,误人而不见其迹。渠亦自不省其过,虽终老而不悔,且曰:'吾用补药也,何罪焉?'病人亦曰:'彼以补药补我,彼何罪焉!'虽死而亦不知觉。夫粗工之于谬工,非不误人,惟庸工误人最深。"(见《儒门事亲》卷一)这些论点,虽未免失之偏颇,然而其独辟蹊径,大胆革新的精神是可嘉的。

促使针灸学派形成的因素虽多,而综合起来,则不外客观社会因素和主观认识因素,或者说是外在与内在因素,而主观的内因,又是学术流派形成因素的主流。

对国内外的影响

温补派对后世针灸发展有深远的影响,宋元以后,不少医家继承了它的衣钵,并在原有基础上有了一些新的进展。如明代医家龚廷贤撰《寿世保元》与《万病回春》,书中对灸法治病有所发挥,特别是创用"炼脐法",把保健长寿灸法推进了一步。明代以前养生灸多是直接用艾炷置于气海、关元、足三里等穴燃烧,而此种"炼脐法"则是以乳香、没药、麝香、续断等品研末制饼填入脐中,再以艾炷置其上施灸,据作者实验有一定效果。又如张景岳是著名的温补派,从《景岳全书》各病主治项下可以看出他也偏重用灸。他的"阳非有余论",猛烈地抨击了朱丹溪"阳常有余"的论点,论证了阳气在人身的重要性,对温补派的理论有所阐发和补充。再如薛立斋运用艾灸法治愈了许多外科痈疽等疾患(见《薛立斋医案》),这固然是因为灸能"拔引郁毒",但与他崇尚温补也是分不开的,不然,为什么有些阳证也竟敢破例施灸。

不能否认,温补派对后世针灸发展有许多积极影响,但在另一方面由于它学术上的偏见也带来了一些不良倾向,如明代龚居中非常明显地透露了他的门户之见,他在《红炉点雪》中认为灸治虚劳有不可估量的作用,他说:"火有拔山之力。"又说:"灸法去病之功难以枚举,凡虚实寒热、远近轻重无往不宜。"这种灸疗万能观点,显然是受了温补派的影响。

我国针灸疗法在公元 6 世纪左右即已传入东方各国。众所周知,灸法在日本是盛行的,之所以形成这种情况,不能不认为是渊源有自,因为日本的针灸医学完全是继承了我国的传统经验。至于朝鲜,虽然还没有什么迹象表明是否倾向于何种学术流派,但可以肯定,温补派在那里也有一定影响,例如《东医宝鉴》即记述了一则灸法养生验案:"本朝韩雍侍郎讨大藤峡,获一贼,年逾百岁而甚壮健,问其由,曰:少时多病,遇一异人,教令每岁灸脐中,自后康健。"这与《扁鹊心书》住世之法一节所载王超灸脐下得长寿一事甚相类似,与我国温补派学术思想对朝鲜的影响有关。

前已述及,张子和的攻下论对后世影响不如温补派大,在发展上基本处于停滞状态。但这并不意味着已成绝学,事实恰恰相反,张氏的放血疗法仍然为一些医家所采用,如《续名医类案》载赵良仁治一患头风连左目壅痛。从戴人法,于上星、百会放血未效,乃改于此两穴附近之压痛点刺之出血而愈。又如薛立斋治丹毒砭出血、吴尚先刺喉痹于少商放血、况乾五治麻风主张肿上放血等,在很大的程度上也是张氏经验的延续。不过,一般都局限于治疗方法的继承,且是用于个别病症,故显示发展缓慢。

为什么温补派崇尚的人更多,对后世影响更大? 主要有如下原因:第一,从疾病类型看,相对地说,虚寒患者一般较实热患者要多,很多疾病的发生都由于正气虚,所谓"邪之所凑,其气必虚"。尤其是封建社会,人民生活贫困是造成体质衰羸的重要因素,因灸法适于补虚,这就从客观上造成了多灸少针的条件。第二,喜补而畏泻是患者和医家的共同心理,人们对攻泻存有戒心,为求稳妥,于是偏于温补也是必然现象。第三,是技术操作,一般说,针难而灸易,加上古代针灸专科医生较少,针灸多是汤药之外的"副业",对此道一知半解,故偏重采用较为简易安全的灸法。而针刺放血技术较难掌握,用之不当,可能发生不良后果,故得不到应有的推广。清代李守先《针灸易学》云,"针虽捷不如艾稳",即道出了此中原因。

正确对待古代针灸学派

对待古代针灸不同的学术思想和评价不同学派的杰出人物,必须要有辩证唯物主义与历史唯物主义观点,一方面既要肯定其对科学发展所起的积极影响,另一方面也要批判其中的片面观点和消极作用。

尽管窦材、罗谦甫、张子和等医家在学术上有较大贡献,然而对某些问题的认识也有一些片面性,如窦材认为灸法的作用是其他任何治疗方法望尘莫及的。固然,"寒湿凝滞为病借灸以温行,确是对症良法。"然而,"设属真阴亏损,滋补之药在所必用,又未可以艾灸劫其阴也。"(均见王孟英《潜斋医学丛书》)阴虚阳盛患者用灸可能导致不良后果,清代陆以湉《冷庐医话》云:"尝见痿症挟热,因灸而重者,是不可以不慎也。"明代汪石山也认为热证用灸是无异"抱薪救火",值得警惕。历史上孙兆、徐春甫等曾批评唐代王焘偏重于灸是"医家之弊"。至于罗谦甫、张子和由于肯定了一方而忽视了另一方,也有缺陷。

产生古代针灸学派的片面性,有它历史根源与认识根源。在古代,限于历史条件,对待学术问题往往存有偏见是并不奇怪的。其次,与知识的局限性有关,古代医家多是师承一家之言,一技之长,难以获得全面发展,治疗必然有所偏重,正如孙思邈《千金翼方》所说:"且夫当今医者,各承一业,未能综练众方,所以救疾多不全济,何哉? 或有偏功针刺,或有偏解灸方,或有惟行药饵。"

如何正确运用不同治疗原则和方法。除按《灵枢·经脉》:"盛则泻之,虚者补之"外,对待针与灸的应用,孙思邈《备急千金要方》说得好:"其有须针者,即针刺以补泻之,不宜针者,直尔灸之……若针而不灸,灸而不针,皆非良医也。"《景岳全书》引华佗语云:"夫病有宜汤者……宜灸者,宜针者……灸则起阴通阳,针则行营引卫……当灸而不灸,则使人冷气重凝,阴毒内聚……当针不针,则使人营卫不行,经络不利。"指出了针与灸的作用各有不同特点,必须用之得当,才能发挥应有的效果。(本文原发表于 1963 年第 3 期《江苏中医》,对古代崇尚用灸与放血的两大流派,做了系统的论述。魏稼教授此文,为他后来主编《各家针灸学说》教材打下了基础;对我们借鉴古人经验与丰富发展针灸医学有重要意义)

对各家针灸学说与流派的探讨

针灸各家学说与流派,当前尚未引起足够重视,为了说明其重要性以及它与针灸医学发展的重大关系,特提出商讨。

对几个概念的认识

由于针灸各家学说与流派是一新开拓的研究领域,刚接触这个名词,有必要明确其中几个概念。这里所谓各家,既包括对中医学有较全面研究的中医通家,如孙思邈、张景岳等,也包括对针灸学有较高造诣的专门针灸家,如皇甫谧、杨继洲即是。实际上,针灸各家学说中的各家,在古代大多为中医通家,针灸专门家并不多见。

所谓学说,指凡能自成系统,自成体系,一以贯之,自圆其说的见解、主张理论。针灸各家学说,即针灸学的各家学说,不可理解为各专门针灸家的学说。将针灸各家学说改为各家针灸学说,似能减少误会。针灸各家学说,既包括大量正确的内容,如古代八大针灸流派的大部分学说等,但也包括了一些有争议而值得商榷,甚至毫无意义或错误的看法与主张,如窦汉卿的针灸不能同用说、李梴等人的补泻分男女左右午前午后说等。

至于针灸流派,乃指针灸学术观点、见解、主张、倾向、理论基本相同的学者所形成的派别而言。学派与流派概念不同,学派要求学说作为基础,学说是形成学派的要素。流派似指学派的低级形式,不一定都要有系统的学说。它包括的范围更大,只要主张、见解、倾向基本一致即可称之为流派,古代针灸各家学说并不一定都有全面系统的见解、理论,例如何若愚属按时取穴派,但其理论并不完整,又如王惟一是经穴考订派,但他的著作也非完美无缺。我们之所以称流派而不称学派,原因正在于此。

关于有些地方提到的"针派",乃泛指所有针灸流派而言,并非单纯指针法流派。因为早在《四库全书提要·西文子明堂灸经》中就已说过:"古法多针灸并言,或惟言针以该灸。"

几乎所有各家都未自我宣称有何学说,属何流派,其中有些是后人命名的,如"洁古云岐针法""东垣针法",而多数则是我们根据其学术倾向、观点、理论,人为地进行划分的。

针灸学中有无不同学说与流派

针灸学科有无不同学说与流派?不少学者持否定态度。产生这种错误看法的原因,一是对古今针灸各家学说与流派了解不多,因为他们一般只涉猎针灸专著,对中国古代中医典籍中的针灸学内容不大注意,而古代的针灸各家学说,恰恰少见于前者而多见于后者。二是当前学术界的风气影响,因为近年来国内无论是社会科学或自然科学界,对学说学派宣扬甚少,即使有几个什么定理、理论,也是外国人先喊,国内才跟着叫的,至于针灸学说与流派,几乎无人道及。三是对学说流派要求过高,过于苛求,其中主要又有三种习惯的看法:

1. "古已有之"说

如我们说张子和是刺络放血派的杰出代表,他们则说,其学术内容早在《黄帝内经》中就有大量记载。殊不知,科学是有继承性的,哥白尼的"天体运行论"不能因为我们古代《吕氏春秋》说过"日月之行"和古希腊天文学家已经论及这一点而不予承认。达尔文创立生物进化论,但有朦胧进化意识的,也早于他几百年。说得多与说得少,萌芽与开花,究竟不能等同视之。

2. "不够成熟"说

当我们指出朱丹溪有针刺有泻无补论,他们却认为这种观点不够成熟,难以成为学说。其实,成熟与不成熟是相对的,不成熟也许是成熟的先导,牛顿的学说算成熟了吧!但比一比爱因斯坦的相对论呢?弗洛伊德的精神分析学说荒谬之处不少,但我们照样称之为学说。

3. "门户之见"说

如我们说张仲景倡"热证忌灸论",他们则用这是"门户之见"来反对。当然,不听正确意见的"门户之见"固然要反对,但专家之所以称专家,正因为他们是那门学科的行家里手,就应让他从哪个门里跑出来说话,各家学说就是要让大家充分发表与众不同的"门户之见",各门讲各门的,各户讲各户的,不就成了千门万户吗?讲热证忌灸论,也可讲热证可灸说,综合起来,不就系统全面了吗?

有综合分析能力的学者,不怕别人讲"门户之见"。真理越辩越明,在学术上有争论是好事,百家争鸣本身就反映了学术发展的蓬勃生机。

应当说,我国从古至今所有学术领域,无论什么门类,也不论哪个学科,学说学派不但肯定有,而且数量很多。当今,在天文学中,我们有自己的太阳系演化学说;在地学中,大地构造的看法至少也有几个流派。在古代中医学中,可从《中医各家学说》一书反映其学说众多,学派林立。在古代针灸学中,仅粗略统计,就有四十多家学说和八大流派,其他许多学科莫不如此。

我们应当面对现实,承认现实,我们要破除虚无主义,破除盲目的不承认主义,破除庸俗的平均主义,要认识到学说是知识的精华,要尊重知识,必先尊重学说,要在全社会兴起这种新风尚,兴起尊重学说学派的科学伦理、科学心理的社会风气。

为什么要研究、振兴针灸各家学说与流派

研究、振兴各家针灸学说与流派,不是引导大家钻故纸堆,也不是只让大家向后看,更不是只要继承不要发扬,恰恰相反,继承与发扬应当并重,只有全面地继承,才能做到更好地发扬。研究与振兴各家针灸学说的目的意义主要在于:

一是使人们对针灸各家学说与流派有较系统的了解,向人们展示两千多年来的我国针灸医学,不仅有着丰富的实践经验,而且有着异彩纷呈的理论知识。打破所谓"针灸没有理论"的错误观念。

二是为了引起舆论的关注,认识到加速学说学派发展,对促进学科发展的意义。科学发展史反复告诉我们,任何科学如果发展进程停滞不前,就有被淘汰的危险。学说与学派是学术发展的巨大动力,什么时间地点出现的学说学派最多,学术发展速度也最快,造就的人才和成果也最多,反之,就截然不同。丹麦的物理学家玻尔建立了著名的哥本哈根学派,对发展量子力学做出了巨大贡献,培养了大批人才,左右了量子力学和基本粒子理论的发展。我国李四光的地质力学,也是具有国际影响的学说,对发展我国石油工业产生了决定性作用,其培养人才之多更不言而喻。

20世纪数学界有件大事,即法国有个数学流派,叫布尔巴吉(借用一将军名字),分布全国各地,每年开一次会,争论激烈,人称"疯子集会"。结果出了35卷书,整理了迄今为止的所有数学概念,推动了数学的发展。第一次世界大战前,法国的数学在欧洲首屈一指,此时,波兰突然成为举世瞩目的数学大国,因为波兰当时有位年轻的数学家,发表了一篇重要文章,创立了波兰的数学流派,他指出波兰必须把有限的研究力量集中到一个相对狭小的领域中来。后来,他们

真的集中精力，研究点集、拓扑等原理，办了杂志和学习班，把世界有识之士吸引过来，很快出了成果，培养了一批精兵强将，终于取得了举世公认的成就。

再从我国医学看，秦汉战国时期的医学繁荣，不能说与当时诸子蠡起、百家争鸣的学术风气毫无联系。金元时代，医学发展出现飞跃，就与金元"四大家"鼓吹创新有关。新中国成立以来之所以呈现突飞猛进的喜人景象，也是与学说流派如雨后春笋、层出不穷分不开的。如承淡安、朱琏、邱茂良创立了中西汇通学派，朱龙玉的电针学说，陈巩荪、许瑞征的耳针学说，焦顺发的头针学说，王秀珍的刺络放血学说，孙惠卿的七星针学说……还有上海、浙江的温针流派，华南的挑针流派，东北的锟针流派。名目之多，前所未有。因此针灸医学发展也出现了空前繁荣局面。

三是为了激发人们的研究志趣，吸引更多的学者都来从事这门学科的研究和建设，为开发新的研究领域增添力量。了解学术流派学是当今世界科学中20多个新兴大学科中的分支之一，是一个发展前景广阔的学科。通过研究，积累资料，为创立数量更多，质量更高的新学说新流派提供借鉴。促进多出成果，多出人才，加速针灸医学繁荣。

总之，振兴针灸学说与流派，是振兴针灸的需要，也是振兴中医的需要，振兴学说与流派是当务之急，要敢于为学说学派戴送桂冠，要拔学说之尖，兴学说之利，为学说学派的成长创造条件。

我们要坚定不移地贯彻"双百"方针，要让百鸟齐鸣、万马奔腾的热闹场面重新出现，愿中国针坛又一个万紫千红、繁花似锦的春天再度到来，让祖国针灸之花开遍世界每个角落，让我国古老文化之光照耀国际医坛。（原载1986年第4期《中国针灸》）

中医振兴的观念危机与对策

全盘照搬西医模式看中医，中医价值观的畸变，是发展中医的心理隐患与观念危机。国外曾有学者认为，中医未能在世界科学中占据应有地位而存在不平衡状态，乃"由于缺乏前后一贯的方法论观念……将现代（西方的）科学所特有的某些错误或粗疏，不经意地用于中医传统科学的评价和解释所造成的。"其实，以为现代医学（本文简称西医）"放之四海而皆准"，不全面深入考察分析中医独特的医学形态与中西医学的深刻差异,不从中医的实际出发,而生搬硬套西医的认识论、方法论以看待中医,在国内也是一股社会思潮。它是中医价值观、继承发展观畸变的根本原因,是发展中医的巨大心理隐患与观念危机。

貌似有理、匪夷所思地评价中医,最能混淆视听,强化对民族文化的玩世不恭心态,甚至对中医生存构成威胁。因而亟须澄清认识,走出误区,商讨对策,为弘扬华夏医学铺平道路。

中医理论观

所有西医理论都是科学的。

中医理论与西医理论格格不入。

所以,中医不科学。

汪精卫、余云岫,就是用这种病态思维、歪曲演绎推理三段论公理以评判中医。进而提出了"旧医谬说,应予打倒""废止旧医"等荒谬绝伦的主张。

岁月匆匆流逝了半个多世纪,现在又有人指责中医理论"荒诞无稽,缺乏实践意义"。他们无视中医理论能正确指导临床这一千真万确的事实,拒绝承认现代科学也包含"原科学""伪科学"成分。他们以一种理论作为衡量另一种理论的坐标,把理论的新旧与能否为人们认识、理解和接受,作为科学与否的判定依据。导致对中医的价值观念,又重现严重扭曲。

有人提到:"像 AIDS 一类新疾病,对望、闻、问、切所难以诊断的病证,中医药理论指导意义便渐渐削弱,难以说明、解释,乃至指导一切临床实践……传统的诊断,已影响了对疾病诊断的明确性,从而影响了疗效的提高。"不界定中西医学关于疾病和诊断的概念内涵,要中医超越自身的职能去明确西医的诊断,认为中医四诊影响了西医诊断的明确性,实在不可思议!所谓中医理论难以"指导一切临床实践""指导意义……削弱""影响了疗效的提高",又是从何说起!

当前,对中医特点的论述,确也存在片面倾向,这里有必要按照特点,不应专指优点的认识,重新认定:①历史悠久。②医方古籍浩繁,教材有待完善。③理论自成体系,有强烈的整体、功能、矛盾观念;概念抽象模糊,众说纷纭,玉石难分,缺乏规范与淘汰更新。④特别强调辨证论治,重证略病。⑤四诊独特,检测设备缺如,客观指标甚少。⑥治疗重在系统调控,方法多,灵活性与潜力大,有待严格筛选。⑦多用天然药物与复方。⑧不乏独特疗效,但可重复性有待提高……因此,钱学森教授早已提出它是一门与现代科学不同的特殊科学。

中医有如此众多的、特别突出的特殊之点,就决定了要用特殊的视角、特殊的态度去审视和对待它,不可照搬西医模式而妄加评判。例如中医四诊,主要是为了明确中医的辨证结论。西医诊断,则是为了确诊疾病。手段不同,重点各异,不可混为一谈。又如临床治疗,中医对每一病证,几乎均有数以百计的疗法医方,与西医疗法少而精不同,显然各有长短,亦难等同看待。假如只看到两者的共性,不分析其各自的个性;只看到中医的缺陷,不了解其优点;只看到中医理论不如西医可信的一面,没看到它确能有效指导实践的另一面……势必引出结论的谬误。

要正确评价中医,必先深知中医,如果对中医一无所知或一知半解而又毫无实践经验,岂可侈谈中医与针砭中医。

也许否定派认为,中医的疗效未必都是其理论指导的结果。这一方面否定了实践对理论的依赖关系。另一方面,即使客观上确有诸如此类现象,但毕竟没有普遍性,废理论而存实践,废医而存药,只能使中医本能结构受到破坏,把它推向覆灭的深渊。

有人津津乐道中医以宏观整体著称,符合唯物辩证法自然观与现代哲学思想,体现了系统论、控制论……思路,能认识生命与疾病的深层机制与规律。似乎莫测高深,俨然凌驾于现代科学之上,言词溢美颇多。相反,对西医重疾病、轻患者;重结构、轻功能;重"拆卸"、轻联系;重微观、轻宏观;重局部、轻整体……则贬损有加。避而不谈中医之短,西医之长,亦足激起舆论走向反面,形成另一种观念危机。

中医理论确也需要明朗化、客观化、规范化、精确化、现代化,但绝不能以西医化为现代化模板,不能丧失独立发展的主体性原则。构建全新意义的理论框架,不管途径、方法、手段如何,都必须达到:①能正确指导临床。②中医疗效有所提高,不应削弱。③不是凑合、混合,而是融合。实现这种根本变革与重大突破,才是现代化的理想目标。

中医疗效观

以疗效作为衡量医学价值的标尺,对中医难度更大,乃因中医学识经验与师承千差万别,疗效高低悬殊……而以之评价西医,则一般不存在这些问题,难度相对较小。

西医从有统计学意义的宏观、整体角度评价疗效,已为众所周知。但有人"攻其一点,不及其余",不对中医疗效做全面"扫描",却把鲁迅先生《呐喊·明天》"何小仙"为人治病终至不救这样个别、微观、局部疗效来以偏概全、举一反三。孰知,只从一人、一病、一时、一次、一方……的疗效,以推论医学价值,是极端片面的。特别是中医人员素质水平参差不齐,古籍医方浩如烟海,即使饱学之士,终生兀兀、皓首穷经,也难窥其全豹。此一患者无效,彼一患者可能有效;此一名医技穷,更医或可妙手回春;此时此地此方此药失灵,变换时间、地点、方药,可能效如桴鼓……与西医之疗法疗效大体一致,一经确诊与名医之手则无须另请高明者不同。何况,"何小仙"乃庸医之流,以一庸医而衡量中医学,未免有失公平。

有人也用"统计学"方法评价中医,他们假设条件相当的中西医院各一所,统计其全年住院患者,指出中医只有 30% 左右的治愈率,而西医则高达 80% 以上。认为差异判同霄壤,中医价值何在,不是昭然若揭吗? 这种认识不分析城市中医诊治对象多由西医治疗无效转来这一事实。试问:假如事实相反,西医的负效应不会增加吗? 不分析疾病谱的改变,不考虑治疗难度与疗效质量,把治愈易治疾病与难治疾病等价看待,可比性何在? 退一步说,即使中医只有 30% 的治愈率,即使是"微弱的……优势",难道不是对当今国际水平的某种超越吗? 这不正是有中医政策而无西医政策的原因所在吗? 对有价值又可能遭排斥的事物,就是要用政策加以保护和发展,正如为什么有少数民族政策而未闻有大汉族政策一样。

有人还认为,中医虽可治愈"不治之症",究属偶然,不足以说明必然规律,且未必能排除自愈可能。有人甚至宁愿否定自己的确诊,企图推翻中医的非凡疗效。他们使出浑身解数,否认中医价值,用心实在良苦! 试问:全国许多中医期刊学报发表的大量论文报道,不足以说明其必然性联系吗? 难道大千世界中医治愈的无数芸芸众生,都是自愈而未经西医确诊的吗?

当然,也有人过高估计中医疗效。这就需要中医有自知之明,要用比较医学的观点,客观而恰当地评价自己。否则,不但难以令人口服心服,甚至加剧逆反心理,对发展中医带来不利。

当前,评价中医疗效,主要是态度和认识论、方法论问题。以疗效衡量一门医学的价值并无不可,问题是对疗效要有恰如其分的估价。况且,疗效有高效、速效、特效、长效之分,且有安全、简便、经济等附加条件,需要全面权衡利弊。其次,评价还应有正确的标准、科学的方法与客观公正的仲裁。否则,天平可能倾斜,结论难得公允。例如疗效标准,中西医学就不尽相同。现代医学偏重生物形态学改变和理化检查、客观指标,而中医则重在整体与患者的心理社会因素、主观感受。似难用同一标准衡量。

中医疗效时下确实呈负性反馈,出现低谷徘徊态势。究其原因,除中药存在问题较多,中医机构不健全,设备、队伍素质较差等外,还与中医本身的急功近利,太强烈的功利主义思潮有关。当前,他们的兴奋点与心理优势,主要在于千方百计提高一般疾病的治愈率,以取得更大的经济效益,对于如何提高难治疾病的治愈率,以取得更大的社会效益似乎关注不够。一般重短期行为而缺乏远大目标,临床一律以"多种武器打歼灭战",弊端不少。加之中青年中医不少重西轻中,对中医治疗信心不足,成为疗效难以走出低谷的原因之一。中医应对这种落差进行认真的思考,把危机感与忧患意识,化为奋发进取与竞争意识。努力实现在滞后状态中的超越,在困境中的奋起和腾飞。明确奋斗目标,突出中医特色,猛攻医学难关,把疗效促上去,才是提高中医身价与中医救亡的必由之路。

有人看到西医机构较中医机构气派,认为体现了人们的价值观念,失落感油然而生。固然,机构是事业发展的必要条件,而提高疗效才是改变世俗偏见的根本途径。有了最佳疗效,人们自当刮目相看。再说,有些国家要求我国援建中医机构,并未要求援建什么西医机构,这种看来似属错位的强烈反差,难道不可获得心理上的一些平衡吗?

中医亟待提高疗效以全面适应现实需要。物竞天择,达尔文"适者生存"之说亦可用于说明医学进化规律。不适者消亡,当然只能是医学竞争的结局与终端。

疗效是根本,是中医的生命线和赖以延续、能巍然屹立于世界医学之林的必备条件,也是医学竞争的焦点与衡量价值尺度的关键,当然还是反对派攻击的首要目标。当前,既要阐明中医理论优越之处而以理服人,更要突出中医疗效特色而以事实服人。在中医队伍中,要强化疗效意识,强调"西医失效中医补"为主的原则,因为这是中医学科发展的高层次的需要,也是一条艰难曲折而又必须全力攀登之路。不要滥施中西医治疗双管齐下,或"中医失效西医补",这虽是广大患者的要求,且应用不甚费力,但对发展中医、提高中医疗效有一定副作用,中医临床不宜作为处理常规。

国家应把如何提高中医疗效这一时代命题列为重大科研项目,在明确影响疗效提高因素的基础上,确定战略目标、主攻方向与突破口,将对发展中医有重要宏观指导意义。

中医人才观

以人员素质推论医学价值,又是一种较流行的似是而非的观点。

须知,中医素质悬殊,用鲁迅所说的"何小仙"以及《呐喊·自序》中提到的那位用经霜三年的甘蔗……为其父治病,最终无力回天而被斥为"骗子"的医生以推论中医学,当然有失偏颇。可否用 20 世纪 60 年代大学毕业且有高级职称的中医推论? 也应深入分析,因为:①中医办校时间较短,师资素质较差,学好中医难度较大。②西医高明之处毕竟较多。学中医专业思想不大巩固,是莘莘学子的意向惯性与"精神流感",年轻一代一般爱学西医而不爱学中医,是思维定式与心理偏执,是时尚也是群体意识。③专业设置了30% ~ 40%的西医课,课程导向与"反磁力体系"明显。④毕业后多从事中西医结合工作,少数已异化为西医。加上素质悬殊的老一辈影响,这批人员要想成为精通中医的专家比较困难。以这样的群体推论一门医学,可行性值得推敲。虽然其中也不乏有识之士,他们价值取向不同,奋力追求自身价值以发挥优势,孜孜不倦地投入到中医的再学习中去,终于卓然成家,求诊者门庭如市。然而毕竟是凤毛麟角,寥若晨星。

西医院校众多,办校时间、师资力量远非中医所可比拟,学习难度较小,学生学西医的兴奋曲线不会嬗变。加上只设置了5%左右的中医课,对学好西医绝无干扰。毕业后又多单纯从事本专业工作,大多已成为名副其实的专家。故队伍整齐、阵容强大,以之衡量西医学,自然准确率较高。

当前我国高等中医教育仍存在模式单一、知识结构不甚合理、中医特色不够突出、偏重普及、忽视提高等倾向。毕业的学生,类似中西医结合式的两个中专相加的医生。他们一般只能适应科研(还需通过再学习)和当前中医院及农村的需要(这种模式当前不否定),难以适应城市综合性大医院或在国外高效处理复杂疑难病的高层次的、未来的需要。这就迫切需要围绕"三个面向"和利于真正精通中医专门人才的成长而进行教学改革。例如:可否借鉴西医院校只培养精通西医专门人才而不开设过多中医课的做法(独此不照搬,未知何故),增设"纯(不绝对)中医"专业?以打破目前中西各半(实际已达各半)一元独存的单一格局,填补当前高水平中医的断层,也许正是中医绝处逢生的契机。

可否用当今中医精英、一代名医推论中医学?同样要分析中医队伍特点。所谓名中医,除部分专精理论而擅名者外,大致可分两类:一类是专才型,多属一技之长者。有的以一方治一病见长,有的则掌握了一些秘方绝技而就诊者趋之若鹜。他们虽也遐迩闻名,但知识面不宽,不可全面代表中医学。另一类是通才型,对理论有较高造诣,能娴熟掌握多种中医诊疗手段以处理疑难病而疗效卓著。不过数量甚少,缺乏普遍意义。何况,万种中医古籍,即使中医泰斗,毕生能读多少?无数单方验方,即使医名旷世,又能掌握运用几何?故"单方一味,气死名医"现象比比皆是,不少专家权威束手患者,往往一经过名不见经传的人物之手而转危为安,引起轰动效应。可见通才型中医,也难反映学科的真实水平和状况。

总之,以西医队伍看待中医队伍,以中医人员作为中医学的化身都是错误的。只有具体分析中西医特点,才能做出切中肯綮的评价。

为了改变中医队伍的混乱状况,造就一支层次分明的、整齐的中医队伍,有必要进一步使广大中医药工作者明确自己的奋斗目标。国家应对各级中医药人员,提出具体的业务工作和水平要求,制定考试考核标准和实施办法,数年一度地进行普考,及格者发给水平证书。在对从事临床工作的中医人员考试中,应注意把患者主动求医(不是短期,不是西医)人次,加上民意测验作为一项重要考核指标。把中医药人员的注意力,聚焦于提高中医疗效以吸引患者这个热点上来,将对提高中医凝聚力、竞争力有深远意义。

中医教材观

作为学科理论载体的高校系列教材,是本学科知识的升华与结晶,理应准确反映本学科较高水平,有人正是运用这一普遍规律以评价中医这门特殊学科。

殊不知,中医教材与现代科学教材不能同日而语,前者问世仅 30 余年,由于编写的主客观条件受限,不少精华成果至今未登大雅之堂。另一些意义不大的内容,教材却时有所见,且重复甚多,毁誉不一。而现代科学教材则使用时间较长,多为世人共识,内容较为完善,能够系统显示本学科成就。显然,两者不能等量齐观。

中医运用教材上的理论指导临床的有效率不高,虽是事实,乃由中医经验事实的确定性与严格的理性综合不够以及临床规律有待全面揭示等所致,绝不能由此归咎于教材无用,中医无能。失效原因除与教材水平有关之外,与中药的真伪、保管、炮制、剂型、用法以及疾病的治疗难度、医生的水平和运用理论是否恰到好处等也存在因果关系。临床一旦失效,是首先反思自己运用理论是否正确,反复挖掘最佳疗法? 还是一味指责教材,动辄以西代中? 是把教材视为一无是处,还是以为尽善尽美、白璧无瑕? 是把中医辨证施治当作指导临床唯一原则,抑或视为基本原则……都与疗效密切相关。

当前,中医工作者对待中医教材有两种截然不同的态度,一是不满足于教材知识,深感中医临床有着需要反复探索的特点,锲而不舍地从教材之外的古籍、民间去博采众长,百折不挠地一次又一次从中医学中挖掘治法,修改诊疗方案,终于提高了疗效,受到世人的青睐。成名之路越走越宽,形成“马太效应”,良性循环。这是一条成功之路,是正确思维得到的合理报偿。另一种是把教材作为水平登峰造极的标志,以之指导临床失效,便怨天尤人,断定中医无能。于是心灰意懒,学业浅尝辄止,疗效原地踏步,尝够了受人冷落的苦果。这也是由于照搬西医教材看中医而步入专业发展的死胡同,陷入了恶性循环这个怪圈。

要正确评价中医,还需正确认识中医教材。全面分析中医教材与现代科学教材不同之点,绝不可以之代表全部中医。

各层次中医教材,确也需要加速完善、更新。如何引进竞争机制,筹集发展基金,使教材紧跟时代前进步伐,已成当务之急。

中医发展观

不少人对中医强调挖掘继承大惑不解,也是对中西文化存在诸多差异,缺乏认识之故。须知西医多经反复清理、筛选、净化、认同,有较完善的教科书和百科全书……只需继承已定型的知识理论而发展更新即可。而中医则有数以万计的古籍医方,尚待全面发掘整理,它有继承这个艰巨特殊的任务尚未完成。假如只强调发展而不提继承,必然导致国粹流失、国宝遗弃,等于看着泱泱中华的闪光点熄灭。近年来获国际金奖的毛发再生精,就是祖国医学中的一颗沧海遗珠。其实,在琳琅满目、异彩纷呈的中医宝库中,这样的瑰宝何可胜数!然而当今高校教材并未充分反映,这不正说明中医强调继承,确有其迫切而特殊的需要吗?

中医发展速度步履蹒跚,前景堪忧,以往一些病的治疗优势,有渐为西医取代迹象,有人将其原因归结为中医强调继承过分所致。其实,继承与发展都有差距。何况发展缓慢的原因是多方面的,例如中医理论与现代科学风马牛不相关,中医未形成循环加速机制……应做具体分析。

关于走中西医结合之路问题,有人认为以往套用还原论、生物医学模式思路研究中医,从探索"实质"、提纯"成分"入手,既无益于疗效,甚至还把中药西化为西医特异治疗的新药。临床抗炎用黄连,平喘用麻黄……对号入座,大行其道,中医特色丧失,疗效下降,以致中医沦为西医的附庸或辅助疗法,中医的合理内涵遭否定、被抛弃,因而有人忧心忡忡地提出"用西医手段使中医现代化,是中医走向坟墓的桥梁"。然而,不少学者持不同见解,认为结合成绩斐然,如中医对急腹症的治疗,还原青蒿素的研制成功,针刺抗炎止痛的研究与应用……无疑对提高疗效、发展中医有重要意义,故认为中西医结合是"发扬中医药学的金桥"。虽然以往出现过脱离实际与西化倾向,乃是思路或方式方法等方面的失误,不能说明此路不通或误入歧途。

应当肯定,中西医结合虽非中医现代研究的唯一之路,却是重要途径。但结合要明确以发展中医为目标,强化主体意识,坚持洋为中用,防止全盘西化;要积极引进、消化、吸收、利用包括西医在内的当代先进科学技术,提倡多学科研究。既可借鉴系统论、控制论思路……也不排斥引入还原论以及古代像数学等的合理部分。

科研队伍不强求都是精通两门医学的专家,高水平的纯中医和纯西医合作,可能是高层次的更有意义的结合。

关于结合方式,应视科研、临床、教学性质不同而不同。科研是创新性结合,以中医的发展创新为目标。临床则是应用性结合，注意不要只是采取"拿来主义"，可以中西双诊、中医治疗为重点，亦可适当进行印证性研究。教学则是继承性结合，强调中医院校开设西医课的目的，应是为了发展中医而非代替中医。坚持这些原则，或可保证中西医结合沿着正确的方向前进。

总之，中西医结合是为了取长补短，取长要时刻注意不能抛弃中医之长；补短要首先不忘以中医之长补中医之短。如：中药失效针灸补；针灸失效推拿补；推拿失效气功补……或一方失效多方补；一医失效另医补，一次失效多次补……以充分发挥中医的优势互补作用，不可动辄以西代中。以灭菌消炎为例，西医首先着眼于直接杀灭病原微生物，而中医则注重整体调整，扶正祛邪，以提高机体免疫力与改善生态环境而收灭菌之功。显然，两者思路不同，而效果则同归，效价可互补而相得益彰。中医思路有其合理之处，不可偏废。

目前发达国家对中医采用针灸、中医中药表现出极大兴趣，也说明发展我国医学不必抛弃民族旗帜而步人后尘亦步亦趋。正如西德满晰驳博士所说，西医学和中医学是"沿着不同的道路朝着……同一顶峰攀登的两支不同队伍……可以采取不同方法（道路）……"

种种畸变了的中医价值观、方法论，表明中医面临深重的观念危机。正确地对待中医，首先应当处理好理论与实践、一般与特殊、个性与共性、现象与本质、局部与全体、偶然与必然、数量与质量……诸关系，防止片面性与表面性。

用头头是道的西医理论比较中医，必然感到中医一无是处；错用或不用统计学方法评价中医疗效，必然对中医不屑一顾；用评价西医的疗效标准或只从治愈率评价中医必然难以认识中医价值所在；误用西医人员、教材衡量中医，也可引出错误结论；用西医的发展观套中医，亦将步入误区。因此，照搬西医模式看中医，既是造成价值观念畸变的根本原因，也是制约中医继承发展的重要因素。

要加快中医发展进程，必先排除心理隐患与观念危机，防止全盘照搬西医套中医，则是消除隐患与危机的关键和前提。（本文原发表于 1990 年 6 月 18 日《中国中医药报》，对澄清当前对中医的错误观点和制定振兴中医决策颇有参考意义）

对针灸融入世界的思考

　　针灸融入世界乃祖国针灸医学融入世界医学之意。融入世界意味着中西医学合流基本现代化,融入世界应实现从古代医学到现代医学和从中国传统医学到世界医学的两大时空跨越。融入世界是天下大势,众望所归。但对如何融入世界等诸多问题,目前仍需求达成共识,故提出商榷。

走中西医学结合之路

　　针灸走中西医学结合之路虽有人反对,但多数学者却认为这是一条针灸融入世界和迈向现代化的金光大道。早在 20 世纪 40 年代,鲁之俊、朱琏两位出身西医的针灸界先驱,对针灸情有独钟,他们在延安向任作田老中医求教,大力组织推广针灸的临床应用,致力于中西医学结合的探索。到了 50 年代,由朱德题词,董必武写序的《新针灸学》问世,标志着他们为针灸医学开创了一条中西医学结合的新路。几乎在同时,针灸泰斗承淡安也东渡扶桑,赴日考察,改编出版了《中国针灸学》,书中除保留传统针灸学中的经穴内容之外,对治疗机制以至临证治疗,多按西医框架论述,不失为一部较好的中西医学结合专著。此后,孙惠卿著《刺激神经疗法》,总结其用七星针治病方法,作者将七星针改名保健针,并指出不属于针灸疗法,其刺激部位也摒弃经穴,一律以"线""行""部"表述,虽全盘西化,然也不乏可贵经验。进入 21 世纪,又一部由李圣平编写的《神经针刺疗法》面世,认为针刺作用主要是通过刺激神经来实现,而人体经穴又与神经分布密切相关,故可刺激神经干、神经节、神经丛为主,加以选用经穴治疗疾病。此书收集近年来临床报道再结合自身经验写成,表明用现代医学指导针灸临床也是一条成功之路。

　　如上著作的问世,无疑为针灸现代化奠定了基础,提供了条件,其中虽然存在一定缺陷,以致学术界颇有微词,如对传统针灸缺乏全面梳理且扬弃过多,严密的科学实验与临床实践依据不足,现代高新科技成果反映较少,掺入了某些臆想假说成分,有对号入座倾向,甚至如《神经针刺疗法》所载深刺哑门 3 寸及脊髓,未提出风险较大应慎用等警示,可能产生误导。但这些缺陷是完全可以避免的,不必以偏概全,因噎废食。

近半个世纪以来,我国针灸研究硕果累累。在文献方面,对传统针灸学进行了较全面的整理;在实验方面,对针刺镇痛、抗炎、调整三大作用进行了深入探讨,取得了大量数据,初步阐明了针灸的作用途径与治疗机制;在临床方面,出现了连篇累牍数以万计的中西医学结合临床报告,其中有不少新突破、新发现。如上海的针刺镇痛,甘肃、江苏的针治菌痢,江西的艾灸至阴转胎,陕西的针治乳腺增生等,还荣获了国家奖励。再加上各地大量引进如激光、微波、超声波、红外等各种声、光、电、磁技术手段,为针灸现代化注入了活力。说明中西医学结合是针灸迈向现代化的必由之路。

当前,如何抓紧编写一部能全面反映古今中外成就的全新的《现代针灸学》,将有划时代意义。同时也希望作为针灸现代化重要载体的高校针灸学教材能加快更新速度,不断部署修订,以紧跟时代前进步伐,早日改变陈旧滞后状况,为争取早日实现针灸学与现代医学接轨和加速针灸融入世界发挥应有作用。

也许有人认为针灸学现代化与西医化是两个不同的概念,现代化不等于西医化。假如西医化了,针灸学不是被西医理疗学吞并了吗? 此说不敢苟同。因为所谓西医学,实即现代医学,即全面汲取现代科学成就而形成的世界医学,其现代化程度毋庸置疑,故西医化与现代化没有根本区别。至于担心"吞并"而沦为"附庸",则需树立"一切为了大众健康"这一崇高理念,似不必斤斤计较座次而不甘位居人下。即使成了"附庸",一门崭新的具有中国特色的新理疗医学,不是同样可以为国增光,为民造福吗? 何况,西医化之后,可为针灸学发展增添勃勃生机,利于形成加速发展的良性循环机制,推进从结合到化合,从凑合到融合的转化,实现真正意义上的现代化。而且西医化之后,针灸未必不可作为一个独立的专科存在。可见,我们应当义无反顾沿着鲁之俊、朱琏、承淡安三位先驱的中西医结合道路勇往直前。

调整价值取向

科学、先进、实用,应当是针灸学价值取向的坐标。传统针灸学中的精华实用部分,一定要认真继承,不可薄古。对现代的国外的学术成就也不可不加选择、不辨真伪、不分精华糟粕,一律兼收并蓄地加以吸收。以耳穴为例,自1958年12月《上海中医药杂志》报道法国某学者提出耳郭有不少穴位,并设想其分布规律,形同一个倒置的胚胎婴儿分布于耳郭这一方寸之地,后来发展到200余个之多。穴位高度密集,一个小小的三角窝,竟有子宫、提宫、附件等6穴。这些穴位从何而来?难道真有如此严格的科学性、特异性吗? 至今未见确凿的有说服力的报道依据。难怪我国著名耳针专家陈巩荪、许瑞征等在《耳针研究》中说："耳穴可能纯属一种推理性的,并没有严格的科学实验依据。"对于这样一种莫须有的假说,国内竟有人确信无疑,真乃针灸学的悲哀! 笔者作为新版高校针灸学教材的主审,当时未反对收入是一大失误,深感歉疚。当然,笔者并不否认耳针临床确有一定作用,但上面所指的仅是耳穴,并不泛指耳针。

不可厚今薄古,也需防止厚古薄今,例如对古代经络,既要看到其有价值的一面,也要看到有人完全以西医学理论阐释机制,指导临床也获成功的另一面。当前,经络研究主题似乎定位于揭示实质,寻找其组织解剖学基础。笔者以为应首先把重点放到研究经络的临床意义这一重大课题上来,对经络进行一次重新检验,即通过严格的现代科学研究,提出更有说服力的、经得起重复检验的数据,以确认它的价值。在临床实践意义确认之后,再进行实质探讨为宜。否则,就难免有舍本逐末之嫌了。

薄今,绝非少数现象。如对于现代科研成果进入高校教材,似有过高过严倾向。有价值的新发现、新经验,仍存在被拒之门外的情况。例如,对于在艾灸至阴转胎研究中发现的疗效与环境温度有关的经验,以及在针治菌痢的基础与临床研究中取得的成果等,都汲取了吗? 值得反思!

总之,古今中外只是时间地理概念,绝不是衡量价值的天平。所谓重今轻古、重古轻今、重洋轻中或重中轻洋的理念都是错误的。应当一视同仁,一律按去粗取精、去伪存真的原则对待,古今中外,概莫能外。

提倡严谨务实的学术风气

20 世纪 60 年代以来,针灸学术在蓬勃发展的同时,也出现了某些混乱局面,主要表现在穴位的无限增多,急剧膨胀。除上述耳穴外,还有数以千计的新经外奇穴、头穴不断涌现。其实,我国的研究工作者早已对腧穴进行了大规模探讨。科研成果证明,穴位具有双向调节特性,如针灸同样穴位,兴奋者可使抑制,抑制者又可使之兴奋;原松弛者可使收缩,原紧张者又可使松弛;原体液分泌少者可使增多,分泌多者可使减少;高血压者针后血压可降低,低血压者针后血压又可升高……同时观察到,穴位部位与作用只有相对特异性。如针灸已有穴位可以有效,针灸非经非穴点亦可取效,一病用多个经穴均可取效,一穴又可治多种疾病。当然,也证明了某病用某穴效果更佳。最近,中国中医研究院针灸所郭效宗教授根据经验编著出版了《针灸有效点图解》一书,进一步论证了古人所说"寸寸人身皆是穴"的真谛。

但有人利用上述作用规律,捕风捉影地大肆"创造""发明",刻意编造新穴,如《经外奇穴图谱续集》就选入了"文革"期间出现的1 000多个新穴,其中绝大多数缺乏足够样本的临床实验依据。如耳屏前总长度约3.33厘米,却分布了屏上切迹、背点、听灵、听灵1、听灵2、听穴6穴,再加上原有耳门、听宫、听会共9穴,密度如此之高,相距仅差分毫,不指出针刺方向与角度,针尖所到之处,不会重叠吗?这难道不是在随心所欲地玩穴位游戏吗?除了乱人耳目,耗人精力,浪费资源外,其价值何在?难怪学术界对此提出了批评,中国针灸学会也发出抵制这种不良学风的号召。再如头穴定位,曾经以大脑皮层功能定位来确定运动区、感觉区、语言区等诸多新穴,显然也缺乏实验基础,难道大脑皮层机能定位与所谓头穴真有这样的特定联系吗?本来头部已经分布着不少三阳经固有穴位,且文献不乏治疗中风偏瘫失语之论述,根本没有必要另立新穴。最近发明者将头穴改为原有头部穴位透刺法,总算平息了这场非议风波。

以上提到的穴位问题,是针灸学在中西医学结合过程中出现的不正常现象,它不利于针灸融入世界,不利于现代化,应坚持严谨求实的学风,把发展针灸学引向正确的轨道。

中医学与针灸学不必同步

有人认为,针灸学是广义中医学的组成部分,两者理论体系一致,辨证论治相通,因而"融入世界"应当同步。对此,笔者认为需要深入分析两大问题。

第一,应当看到,中医学(指与中药运用相联系的中医学,属狭义范畴)、针灸学在现代化发展过程中出现了诸多差异。例如,中药治病,应以中医传统理论指导则疗效更佳,假如抛弃这个指导思想,则疗效为之逊色,然而,迄今为止尚难找到一种新理论来代替这种玄奥而令人难解,与现代科学风马牛不相及的固有理论,故中西医学结合当然不是易事;针灸学则不然,具体表现在中西医学结合步伐较快,科研成果较多,为针灸现代化提供了较好的基础与条件。目前已有一批相当数量的高水平西医学专家从事针灸学的科研与临床工作,取得了令人瞩目的成就,特别是他们突破中医辨证论治的藩篱,采用现代医学理论解释机制、指导临床,也取得了满意的疗效,甚至对某些疾病还显示出可补传统针灸学之不足的功能,提高了针灸的疗效。

第二,为了给国外传播交流提供更便捷的条件,给国内中西医学沟通以及广泛宣传提供共同语言,也不必等待针灸学与中医学同步发展,而应争取使针灸学尽快融入现代医学之中。

当前,至少应当允许针灸按两条腿走路的方针共同发展,即一方面允许从传统针灸学方面进行研究。另一方面,也允许不用传统理论而按西医理论进行探索,让传统派与革新派两支队伍并存,共同发展,两种学术流派均可用比较医学的方法进行对照观察分析,共同向着中西医学合流的现代化方向进军。

60年针灸大事的见证与反思

半个多世纪的针灸生涯,见证了我国针灸发展历程中的一些事件。抚今追昔,思绪连篇。

审视光环看未来

60多年前,我国针灸业残喘余生,满目凋零。如今已是机构林立,从业人员几遍全球。世界卫生组织委托我国代培了大批医生,许多国家邀请我国专家应诊,针灸走进了100多个国家或地区。世界针灸学会联合会成立以来,一直由我国连选连任主席高位而独占鳌头,这种打破轮流执政国际惯例的十分罕见现象,足以表明我国针灸在当今世界有着难以替代的崇高学术地位。

学术进步也是光环耀眼,至少在三个方面有所突破。一是针灸临床的突破,数以万计连篇累牍的临床报告,证明针灸对100多种病症有可观疗效,凸现了治疗疾病谱的扩展与临床优势。上海、北京的针刺镇痛,甘肃、江苏的针治菌痢,江西的艾灸转胎、陕西的针治乳腺增生等成果,还荣获国家奖励。延伸到麻醉、防病以及诊断方面的应用也成绩斐然;二是实验针灸学的突破,60年前,针灸实验几乎一片空白,现今已对针灸镇痛、抗炎、调整三大作用进行了大量深入的探讨,撩开了几千年的神秘面纱,初步阐明了其作用机制与途径。其中领先国际的镇痛物质的发现,还改变了现代医学。三是治疗工具的突破,五花八门声、光、电、磁包括生物、物理、化学诸领域的治疗工具引进开发,大大改变了这个一直只有针与艾的单一家族成员结构,丰富了治疗手段,提高了疗效,注入了活力,衍生出一个穴位疗法的崭新分支学科。其中微电极、激光、红外线、植线、穴位注射以及由古镵针、铍针发展而来的小针刀应用,都彰显了广阔的发展前景。

至于高校针灸教科书与对外教材、针灸期刊的破天荒问世,专著如雨后春笋,盛况空前,与60年前专业出版物之寥若晨星比较,也是判同霄壤。

综上可见,从纵向这个时间概念出发进行今昔比较,应可肯定发展速度是够快的。但从空间概念换个角度，横向与突飞猛进的西医比较，又显得相对缓慢了。以急性传染病防治为例，20世纪50年代之前防治手段受限，疾病肆虐难控。今天，由于西医飞速发展，已明显遏制了蔓延，且有不少疾病基本绝迹。面对如此巨变，针灸只能望尘莫及了。

视角纵横不同，时空概念有异，只有全方位多角度、时空并重地比较，才能做出客观正确的判断。事实上，我国针灸仍处于经验医学阶段，需要探讨的未知数太多，疗效与科研质量难以尽如人意，困扰针灸队伍的民族虚无主义幽灵时隐时现，制约学术发展瓶颈的学术吐故纳新缓慢……都对其自身发展构成了威胁。发展缓慢是走向消亡的前奏，速度加快才是生命力旺盛的象征，这是事物发展规律，针灸也不例外。只有强化危机意识，急起直追，才有利于赶上西医发展速度而保持长盛不衰局面。

要使针灸保持高速发展态势，应坚持走承淡安、朱琏、鲁之俊三位先驱给我们开创的中西医结合道路；坚持多元化发展思路，实行传统与现代两条腿走路模式并举。促进针灸与西医从凑合、混合到化合、融合以及从古到今，从中到外这两大时空跨越，为针灸构建高速发展平台与拓展生存空间。

加速针灸发展的根本目的是实现针灸与科学接轨的现代化。但有人认为现代化不等于西医化，反对走中西医结合之路。其实，西医是全面吸收了现代科技成就而高度现代化的世界医学，西医学与现代化并无本质区别。何况，我们所说的西医化，是建筑在科研临床基础上由实践提升而来的西医化，与来自书斋从想象到理论的西医化，是不可同日而语的。还可能有人认为，针灸是中医学的组成部分，两者融入世界应当同步，对此不敢苟同，因为中药辨证施治理论体系与西医理论南辕北辙、壁垒森严、难以沟通，同时目前又无新理论替代，故谈论融入世界，为时尚早。但如此分庭抗礼、各行其是，又必然制约其自身发展。基于这一现实，针灸似不必等待与中医同步，而可作为中医融入世界的突破口而先行一步。

经络探秘之争

大约是20世纪60年代，正当我国针灸在国外初露头角之际，某国传来了爆炸性新闻，煞有介事宣称发现了经络实质，当时，我国医界立即组团前往祝贺，从带回发表的资料看，果真历历在目，令人兴奋不已。可是好景不长，经反复验证无法获得相同结果而以悲剧结局告终。反思这一教训，除说明加强科学道德建设非常重要外，从科技层面上看，也告诉我们，科研选题一般应以先验证临床事实，再讨论本质机制为宜。顺序错位，必尝苦果。

验证经络临床意义，有人认为无此必要，因经络价值早已公认，并已作为经典而载入大学教科书。另一种见解则认为,必先明确两个区别,再行定夺。一是现代科学教材与中医教材的区别,前者乃知识结晶,是真正意义上的经典,后者则是高层学术界人士对中医精华部分的共识,但有待完善;二是对待教科书与对待科学研究的区别,中医教材问世于50年代,出版前对全部内容进行科学验证几无可能,如今继享宽待,难获公允。上述某国学者,即是由于混淆两个区别而铸成了大错,前车之鉴,值得深思!至于引申到针灸教材所有内容是否均需验证?回答也是肯定的,因为这是针灸现代化和我国传统医学融入世界学不可或缺的基础和条件。

近年来,围绕经络价值问题,争议颇多。有人肯定经络对提高临床疗效有重要意义,其价值历经数千年无数次临床验证,学术界早已共识。而反对者也不无理由:①未经现代科研论证,仍难认同。②难以排除不用经络指导临床也可获效的这个事实。③临床有效,未必不是因为经穴本身具有较大的非特异性空间(详后)之故。看来,肯定价值证据似嫌不足,探讨还需继续。

争论的另一个焦点是"假说"问题。有学者认为经络可能属于假说,未必实有其物。以手太阴肺经为例,其"起于中焦,下络大肠,还循胃口……"终于食指端的这一特殊线路,有极大可能是根据腧穴主治、体表抓视……做出的判断。后来学者据此指导临床获效,于是代代相传,陈陈相因,将假想化作现实,成为流行意识、思维定式,成了人们深信不疑的定理。对于这样一种本属镜花水月式的理论,如今竟要证实它为独立于现代化解剖组织学之外的什么"特殊结构"或"第三平衡系统",有可能吗?60年的漫长探索之路已经逝去,不是依旧一片茫然吗?当然,在科学史来上,也曾有过预言假说后来被证实的事例。但也不可否认,终究还存在另一种未被证实的可能。异想天不开者,并非绝无仅有。何况,同是假说,差异多多,似不可混为一谈。

为了证实经络的客观存在,我国学者近年做了大量经络感传方面的研究工作,发现了不少类似于经络的某些蛛丝马迹。然而是否可确认为经络,尚需论证。

不少学者认为经络可能是神经、循环、淋巴、内分泌……系统以及生物电等功能的综合表现,似无太大的必要旷日持久地争论下去了,提出了可否转换思路,寻找新的切入点的建议。例如可否先探讨其他疗法棘手的某些常见多发病的疗效与机制?又如可否在加盟针灸研究的西医临床基础上继续研究下去?也许不失为另一条出路。

总之,经络至今仍面临肯定缺证,否定乏据局面。但愿有朝一日,破译密码,大白于天下!

关于耳针价值

　　1958 年,我国某中医杂志刊出一条信息,称法国一学者发现了耳针,有近百个耳穴如倒置的胎儿分布于耳郭这一弹丸之地,于是引起了国人的关注。尽管南京有几位著名耳针专家在其著作中早已指出此说缺乏实验依据,但仍大行其道,甚至堂而皇之被请上了大学或对外教材的大雅之堂,从而成为定律,成为神圣不可侵犯的信条。着实令人啼笑皆非! 有人质疑:每个耳穴真与某一内脏器官有如此特殊的联系吗? 其腧穴位主治果真差之毫厘、谬以千里,有如此严密的科学性特异性和超越体针(指用十四经穴等)的疗效吗? 然而,时至今日,尚未见权威性科研论证鉴定,即使也有对某一疾病的观察总结报告,但不可无限延伸拔高作为评价整个耳针疗法的坐标。

　　各种新疗法进入大学教科书,需按科学、先进、实用三大标准进行严格审定。根据古今有别、内外(即教材外)有别的原则区别对待。除古代针灸学外,凡属现代部分又应区分:经确认为成果且授奖者方可准入;凡未经确认者,只宜按"双百"方针,允许不同观点、学说、流派各抒己见,自由发展,但不可过早进入教材。耳针作为国外现代针灸学中的一个分支,理当照此办理,不应像对待古代针灸学内容那样,只经少数专家认定即可让其搭乘我国中医政策的便车而驶入以国家名义编写的出版物的殿堂。

　　实行双重标准,是根据学科特点而区别对待的,符合辩证法则,正如为什么只有中医政策而无西医政策那样,不存在学术不公或歧视问题。

　　应当承认,耳针在我国流行多年有一定疗效,且论文专著不少,至今仍在应用,加上有耳部裸露易于施术等优点,对进一步探讨腧穴的特异性与非特异性有启迪意义,故无意全盘否定。

对新穴激增的思考

　　十四经之外的新穴,唐代有过一次激增,孙思邈在《备急千金要方》中记载了近 200 个经外奇穴与部位,冷落千余年后的现代,才兴起迅猛增生态势,其数量之多,《备急千金要方》已无法望其项背。20 世纪 60 ~ 70 年代郝金凯《针灸经外奇穴图谱》正续两集就辑录现代新穴千余,据悉尚有第三集汇录数千正待出版。此外,还有部位针法新穴急剧蔓延、几遍全体。自耳针始作俑以来,头针、面针、鼻针、眼针、颈针、项针、腹针、背针、手针、掌针、足针、腕踝针⋯⋯层出不穷,其中每一部位又都联系着全身各部且罗列许多新穴,形成了一个穴群密集、网络

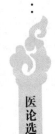

全身的庞大系统。由此衍生了所谓"全息"学说,乃是借用激光摄像全息原理以阐述人体局部和整体关系的新理论。近年美国学者又有"微针系统"说,亦指部位新穴系统而言。此微针说实指部位而言,与《黄帝内经》大相径庭。

新穴为何剧增? 其原因除有了现代思维活跃、提高疗效的愿望更加强烈外;也因腧穴本身具有较大的非特异性空间、为新穴泛滥提供了适于滋生繁衍的土壤与条件有关。

众所周知腧穴具有相对特异性,如今提出非特异性命题需要论证:①首先,《黄帝内经》对腧穴部位叙述较为笼统。腧穴的游移性、难确定性随处可见,如委阳在"腘中外廉",背俞按动态型过敏点取穴等均有隐性可变意蕴,说明腧穴部位的非特异性由来已久。②金元时代兴起的子午流注、灵龟八法、灵龟飞腾等时间针法,以辨时取穴替代辨证取穴,实质上否定了以往腧穴主治理论,现代报道肯定了其治疗作用,进而表明腧穴的非特异性已从部位扩展到主治领域。③元代以后针灸歌赋中有"寸寸人身皆是穴,但开筋骨莫狐疑"之说,意味着腧穴的非特异性空间够大了。似乎腧穴只需在筋骨中寻找即可,无须斤斤计较分毫而精细入微。④针灸中提出"宁失其穴,勿失其经"(《扁鹊神应针灸玉龙经》),则提示着同经腧穴的非特异性更加显著。⑤再看古今文献,常见一种病症选用的腧穴可达数十,一个腧穴可治疗数十种病症,字里行间,也透露出腧穴主治的广谱性与非特异性轨迹;其次,与腧穴精确定位有关的腧穴面积问题,历代文献为何始终不置一词,讳莫如深? 其难言之隐也因腧穴本来就有非特异性之故;加上刺激部位在针灸学领域本有点、片、线之异,除穴点面积小而局限外,其拔罐面积较大而呈圆形,七星针刺部位则呈线状分布,以致难以表述,不敢冒犯腧穴具有特异性这个禁区,只好避而不谈了。⑥从现代研究看,我国学者早已获得针灸具有双向调节作用与腧穴具有相对特异性等结论,其双向性、特异性,也隐含非特异性之意。在针麻研究中,有人不用经穴而直接刺激神经亦效;有人提出只要给机体以刺激就是取效的关键,而选择腧穴似无关紧要,几乎把腧穴的非特异性扩大到近乎否定的地步了。在针刺镇痛研究中,发现可引起内源性吗啡释放;在针刺抗感染研究中,发现免疫物质增加,作用增强,且均证明腧穴作用的特异性并不明显,只要给机体以创伤性刺激均可有此效应。最近,中国中医研究院针灸研究所郭效宗教授著《针灸有效点图解》中的腧穴与以往文献所载有异;笔者治牙痛也常针腕以下非经非穴点 2~4 处,止痛效果不俗。凡此说明腧穴有较大的可异化的非特异性空间毋庸置疑。

现今教科书中的腧穴定位主治理论大多属于非特异性的。真正特异性、可确定性成分似嫌不足,走出这一理论指导临床也能获效的事实并不罕见。

可见,腧穴的非特异性,一般表现在不确定、不固定、不稳定、可变性、可发展性、相对性、模糊性、广谱性诸方面。但又不能认为，凡有这些表现均为非特异性。例如，前述按游移不固定的过敏点定穴是最具特异性的。再以灸嗜热点为例，有学者在特定穴与阿是穴等处寻觅有喜热、耐热、透热、传热等特点的"嗜热点"用灸治寒、湿、瘀血等疗效甚佳，即表明这种动态型腧穴，在定穴指标与疗效上具有较高的特异性。

非特异性腧穴的出现原因，其一可能由于对腧穴认识仍然非常肤浅；其二则可能与针灸治疗的特殊机制有关，如通过神经体液调节以镇痛消炎，其治疗疾病谱就必然有较大空间。正因为存在这个空间，对新穴数量飙升也就不难理解了。原来"制造"新穴竟是如此易如反掌，临床依据俯拾皆是，加上给了热衷标榜创新者以可乘之机。难怪新穴源源不断，应运滋生了。

面对数以千计、洋洋大观的新穴，学术界颇有微词，除认同它对挑战定论、探讨腧穴提供了参考资料外，评价不一：①有人认为"生物全息理论会给诸多微针系统以合理的解释和指导……经络学说指导意义远不及生物全息学说"。并高度评价"全息针灸学"是现代针灸学的三大突破口之一。然而反对者以为未经实践经验，凭什么说是三大突破之一？似不宜推崇备至。②有人提到新穴大量出现对丰富腧穴理论，促进针灸发展是一大贡献。但也有人不表示赞同，认为新穴大多缺乏疗效基础与科研论证，可重复性差，数量多而质量低，可取之处甚少。且穴数无限扩张，最终必然导致处处都有穴，处处都无所谓穴了，不是对腧穴的全盘否定吗？除造成学术混乱、误导针灸发展、浪费人力物力外，实在意义不大。③围绕新穴激增有无极限问题，一种观点认为无极限，因为人们的认识也无止境之故。另一种看法认为，如对腧穴这个客观存在来说应是有极限的。乃因人身表面积容量毕竟有定数，假设一体态魁梧壮实成人的体表面积为 2 平方米，每穴占 0.5 平方厘米，全身也就四五万之数既已爆满，再增加则是针插难进、水泼难入了。故无限之说难以成立。④对"微针"一词持异议者也多，认为此说有肆意篡改经典之嫌，与《黄帝内经》、杨上善《黄帝内经太素》、张景岳《类经》之指工具、指名词原意相悖。如今别出心裁，诠释为指部位针法的统称而言，工具变成部位，名词化作动词，岂非张冠李戴，匪夷所思！且微针无非一提法而已，何必画蛇添足，玩异名词游戏！

基于当前非特异性腧穴发现易而多，特异性腧穴发现难而少的状况，应认为与临床需要背道而驰，是一种不正常的畸形发展局面。为此必须加大特异性腧穴探讨力度，抑制非特异性穴位过度扩张，低水平重复现象，努力寻找、发现、确认更多疗效最佳、屡试屡验、百发百中的特异性腧穴，以改变针灸疗效处于低谷徘徊态势，才是最终追求。

必须肯定腧穴千真万确是有特异性的，腧穴的非特异性之中包含了特异性。

正如广谱抗生素一样，既可治各种感染性疾病，又对某一菌种更加敏感，对某种疾病疗效更加肯定。因此每一种病症必有首选、次选腧穴；每一腧穴的适应病症必有最适应、一般适应、不适应之分；近治一痛经患者，先刺经验穴承山，留针20分钟痛仍不减，乃在肾俞过敏点加刺二针而痛立除，说明肾俞对此患者有特异性，而承山的特异性却反而转化为非特异性了，其中原因值得深入探讨。

今后，一定要力求掌握规律，明确何病、何时、何人、用何工具操作……应用何穴最佳，就像西医阻滞麻醉选择注射药物、部位一样，再加深度角度要求，以提高针对性与命中率，乃是提升疗效的必由之路。

研究特异性腧穴，应做到临床与机制并重，腧穴部位与主治并重；同时还应结合对针灸工具、操作、时机乃至受体等有关疗效因素进行全面探讨，不可将选择腧穴视为与疗效有关的唯一要素，例如，有学者引入韩济生教授用电针镇痛研究成果，用3赫兹频率镇痛较强之说以治疗三叉神经痛，虽用穴不变而疗效提高，就说明工具操作选择是起主导作用的关键，选穴就退居其次了。

结语与建议

回首60年往事，深感启迪良多。

一是客观分析形势，明确努力方向。要按去粗存精，去伪存真原则全面审视针灸理论，坚持传统与现代两条腿走路模式发展针灸医学。

二是对国外先进成果要引进借鉴，教训要汲取，伪科学也需警惕渗入。要自信自强，明确我国针灸仍处于国际领先水平，不盲目崇洋跟风。

三是既重创新，又不为所谓"新概念、新理论"所惑；既求新思变，又不刻意标新立异。让针灸沿着健康发展的轨道前进！

四是增强"事实是硬道理""疗效是硬道理"理念，坚持实践第一、事实第一、临床第一、疗效第一，以疗效论英雄，努力提高针灸疗效仍是当务之急、首要目标，以疗效作为科研立体与成果评价的天平。无论经络、耳针、新穴……概莫能外。

五是要加大特异性腧穴的研究力度，又要承认腧穴有非特异性。

六是建议尽快制定出台针灸管理条例，对以国家名义编写的出版物，如大学教科书、涉外教材进行严格的审查，及早发布修改补充意见和说明，以免事故处理中遭遇尴尬。

针刺治疗流行性脑脊髓膜炎的体会

流行性脑脊髓膜炎(简称"流脑")是多见于儿童的急性传染病,由脑膜炎双球菌所致的化脓性脑膜炎,以在流行季节突起高热、头痛、呕吐,伴神志改变,体检皮肤、黏膜有瘀点、瘀斑,脑膜刺激征阳性为主要临床表现。普通型流脑在整个病程中神志清楚,生命体征基本正常;暴发型流脑病情凶险,变化急骤,若不及时抢救,常于24小时内死亡,临床90%流脑患者属于普通型流脑。好发于冬、春季节,呈暴发流行,一般用中西药物抗菌消炎多能获效。笔者采用针刺,治疗此病取得了一些经验和教训,现就其中几个主要问题谈一些看法和体会。

关于病例选择、诊断标准与疗效

(1)病例选择:有明确诊断而病情较重的普通型患者(排除轻型与暴发型患者)。

(2)诊断标准:①在流脑流行季节和地区,有突发寒战高热、喷射性呕吐、头痛、面容呆滞、脸色灰白发绀等。②有出血性皮疹或瘀斑,按压不退色。③脑膜刺激征、布鲁金斯综合征、克莱恩费尔特综合征阳性。④白细胞增加,中性粒细胞数尤高。至于血培养、脑脊液检查,因限于条件及患者太多未进行。具有以上4方面症状与体征。

本病属于祖国医学"痉病""春温""冬温"等范畴。①卫气同病,症见头痛,恶寒发热,无汗或少汗,心烦,口苦而渴,呕吐,小便短赤,舌红苔黄少津,脉弦数。②气营两燔,症见高热,夜间为甚,咽燥口渴,心烦躁扰不宁,时有谵语,头痛如裂,呕吐,抽搐。③热入营血,症见头痛呕吐,身灼热,躁扰不安,昏狂谵妄,斑疹紫黑或吐衄便血,舌深绛,脉数。

(3)治疗效果:针灸不失为有效疗法之一。现代实验反复证明,针刺具有较好的免疫作用,能有效地调动机体本身的抗病灭菌能力而治愈疾病。我们先后收治了28名普通型患者,在严密观察下,除配以必要的输液,全部都单用针刺而不加用任何药物。除其中2例因家长使用不满意,或针刺超过20小时症状尚未减轻而改用药物治疗外,其余26例均单用针刺治愈。一般针后5~10小时退

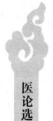

热,5～7 天痊愈出院,平均治愈天数为 5.36 天。

取穴方法

精简取穴,吸取北京同仁医院针刺治疗中毒型菌痢取穴由 20 多对减少至 1 对同样有效的经验,采用以下 3 穴为主。

(1)脑静:《经外奇穴汇编》称此穴在目内眦角直上二三分,眼眶边缘外,指压凹陷处,针入 5 分,我们开始按这个深度施针,效果不大满意,后加深到 1 寸左右,提高了疗效。初步认为此穴有较好的止头痛作用。关于针刺手法,为避免损伤血管,只捻转不提插,更不变换角度提插。

(2)合谷:据普通型流脑主症是发热、头痛,病证多属阳明的特点,再按《外台秘要》合谷主热病汗不出,《景岳全书》称合谷治阳明郁热,《千金十一穴》谓合谷能撤头痛,《类经图翼》指出合谷能治头痛、脊强等记载,故用为主要配穴。

(3)曲池:属阳明经穴,有退热作用。《千金十一穴》称本穴配合谷能撤头痛。少数患者加刺以下穴位:头痛呕吐甚剧者加针太冲、内关;有颈项强者加刺外关;有昏迷抽搐迹象者加刺人中。

为了保持患者小便通畅,我们对所有患者均用注射针于阴陵泉穴注入蒸馏水 2 毫升,对预防脑水肿以及强心利尿等均有较好作用。

关于保障患者的安全

现代医学治流脑已有特效药物,故用针灸应特别注意保障患者的安全。第一,认真对待,对所有患者都一一进行细致的观察,从针刺开始时起,坚持守候患者,不离左右,直至热退脱险为止。第二,细心观察,严密观察患者的脸色、瞳孔、体温、血压、脉搏、出血点、脑膜刺激征及血常规等变化。注意是否有躁动不安、剧烈头痛,甚至抽搐昏迷等症状出现,以便及时采取措施。患者在入院时每10～30 分钟普遍检查一次,随着病情的逐渐减轻,逐步延长每次复检间隔时间。第三,严密注意有无出现脑疝及休克预兆,及早进行抢救。第四,在治疗过程中,可能有些症状会加重,这就需要冷静分析。如本病流行区患儿罗某,11 岁,3 月29 日晚 8 点入院,有头痛寒战,四肢厥冷,喷射性呕吐,胸背腋下有少数出血点,布鲁金斯综合征、克莱恩费尔特综合征阳性,白细胞 21×10^9/升,中性粒细胞87%,体温 38.5℃,血压 90/52 毫米汞柱。给予针刺治疗,但至深夜 12 点 20 分钟,体温升至 39.4℃,血压 90/70 毫米汞柱。此时,我们及时进行了分析:①患儿呕吐已止,神志仍清,瞳孔无变异,说明颅内压无增高趋势。②四肢已回温,脉搏尚好,面色转红润,出血点未增加,血压也较前有所回升,说明没有休克征兆。③即使运用特效药,开始一段时间也可能有体温升高现象,于是继续用针刺治疗观察,至30日下午2点左右,患儿开始出汗,6点体温下降到37.6℃,余症亦明显减轻,3天痊愈出院。

得气、留针与运针

针刺治流脑,要求有较强针感,如针感太轻,疗效为之减色。曾治一患儿,由于反应较迟钝,针感差,结果疗效出现较慢,延至2天热才退清,12天才出院。后来,我们注意这个经验教训,改进操作方法,疗程大为缩短,疗效也为之提高。其次是要做到久留针、间歇运针,这是区别于治疗其他慢性病的特殊要求。急性传染病需要迅速控制病情发展,一开始用针刺治疗,有剂量和时间要求,剂量即刺激量,时间是必须3~4小时针刺1次。

大量实验研究结果表明,针刺能提高机体的免疫作用,如提高白细胞的吞噬功能等,但只限于针后数小时,超越了时限也就失去作用。因此,必须反复给予刺激才能不断发挥机体本身的抗病灭菌能力,最后治愈疾病。

采用长时间留针,在留针过程中又间歇给予运针,从患者开始接受针刺治疗起,一直留针到热退身凉为止,而且开始一段时间,每隔5~10分钟运针1次,每次每穴运针时间持续1分钟左右,随着症状体征逐步减轻,运针间隔时间才逐渐延长至15分钟、30分钟,足够的刺激量、足够的运针次数是提高疗效的关键。

本病后遗症甚为少见,仅有极少数由于患者就诊较晚而出现失明、失音、瘫痪等,经过针刺治疗也取得了不同程度的疗效。

医案

案 吴某,男,15岁,1966年4月20日就诊。患者以头痛,发热,恶寒,咳嗽等上呼吸道感染症状入院。其母代诉:患者晨起称头痛甚,先畏寒,继而发热,关节酸痛,咽痛,咳嗽有痰。10点许,发寒战,体温升至39.1℃,喷射性呕吐2次,大便1日未解,小便短黄,头痛如破。检查:有项强,脑膜刺激征明显,布鲁金斯综合征、克莱恩费尔特综合征阳性,腹部皮肤有多处瘀点。查血常规,白细胞总数升高,中性粒细胞增多,初步诊断为普通型流行性脑脊髓膜炎。中医诊查,面色苍白,发热恶寒,无汗口渴,舌质红,苔白薄,脉细数,证属温病初起。按三焦及卫气营血辨证,邪在卫分上焦,开始转入气分、中焦。

治疗:用磺胺嘧啶加针刺大椎、脑静(睛明攒竹之间)、合谷、曲池、列缺,用

"凤凰展翅"手法,久留针(长期卧针不取出),每数分钟捻运1次,并严密观察瞳孔、血压等变化。当晚12点左右,诸证未减,且呕吐频繁,畏光,烦躁,口渴多饮,尿少,口周出现疱疹,体温上升至40℃,经加用退热药,热势有增无减。思《黄帝内经》及张子和《儒门事亲》有刺十指间出血退热记载,刘完素有治大烦热刺十指间"八关大刺"之说,乃用圆利针于十指间指蹼上缘约1厘米处各刺出血0.5~1毫升。

当晚3点左右,体温降至38.6℃,诸证渐减,翌日上午再刺八关1次,汗出热退、身凉神清。其余诸穴留针未拔出,坚持间隔运针,并撤去用药。第四天痊愈,拔针出院。[20世纪60年代末,全国爆发了流行性脑脊髓膜炎大流行,当时江西中医学院开了一个临时性"流脑"医院,魏稼教授用针刺治疗本病20余例(普通型),均获痊愈。此案是其中的1例,说明魏稼教授善于师法古人经验,理论联系实践,得益于古代各家针灸学说的启示。本文原载于1982年第1期《中医杂志》,是魏稼教授60年代末治疗普通型流行性脑脊髓膜炎28例的疗效观察总结,对针灸治疗其他急性炎症也有参考意义,魏稼教授认为针灸确能治愈药物抗炎失效的不少病例。]

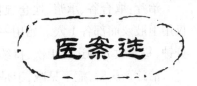

三叉神经痛

三叉神经痛是指三叉神经分布区内反复发作的、阵发性短暂剧烈的疼痛,不伴三叉神经功能破坏表现,即无感觉缺失等神经功能障碍、病理检查亦无异常的一种病症,多发于 40 岁之后,但很少超过 70 岁,女性较多见。有原发性与继发性的区别,临床上以原发性多见。本病的疼痛见于面部,故属中医"面痛""面风痛""面颊痛"等范畴。

诊疗特色

魏稼教授临床既重穴法,也重手法,认为两者必须兼顾,形成了独具特色的"飞针法""凤凰展翅""饿马摇铃"手法。飞针是形容进针迅速如飞,有飞快之意;在运针时,一捻一放,五指张开,如飞禽展翅之状。魏稼教授认为操作手法是手段,通过调气补泻达到治愈疾病的目的。不仅要注重手段,还应重视调气(即调控针感),取得理想的针感才有较好的效果,因疗效与得气密切相关。

医案

案 漆某,女,52 岁,农民,1984 年 5 月 3 日就诊。自诉 3 周前患感冒,愈后 2 日突发左侧面部及上下唇疼痛,近日加剧,经某医院检查诊断为三叉神经痛(第三支),给服止痛药,仅能暂时镇痛,停药后复发,继用中药治疗亦失效,改针刺治 5 次,痛势仍有增无减,于是前来求治。现左侧下唇部痛甚,有明显压痛点,上唇稍轻,痛如割如刺如灼,极难忍受,痛处拒用手触摸,做闭口、张口动作或进食咀嚼时加重,语音低微,不能大声对话,呈阵发性,约每 10 分钟发 1 次,每次持续5分钟左右,间歇4~5分钟又作,伴有耳鸣,左耳前下颌关节胀痛,素有颞下颌关节功能紊乱史。纳食尚可,体质较佳,舌苔黄,小便赤,大便稍结,脉紧而数,晚间每因痛甚而难以入睡,证属阳明少阳实热。

治疗:取合谷、承浆、地仓、迎香、下关、翳风、外关、天应等穴,均刺患侧,健侧仅用上肢及面部各1穴。始用一般毫针,施"凤凰展翅"泻法,得气后,留针约30分钟,每隔数分钟运针1次,持续3~4分钟。

治疗5次后,症不见减,于是改用"飞针"调气法,留针1小时,运针与泻法同前,用粗针刺入下唇疼痛明显处阿是穴,使针感与痛处重合,少顷,患者诉称舒适痛减,针下有清凉感。再刺合谷,力图使针感传导,随时调整针刺深度与角度。如此治1次,痛势顿挫,每次发作较轻,且间隔时间延长至1小时;第二天继续针刺,又延长至3小时左右,第三天针后每日发作仅2次。针6次后,疼痛基本消失,继针4次善后。1年后其家属来称,至今未复发。

按:此案为三叉神经痛(风热证),治疗前后用穴相同,仅所用针具及得气有异。患者称用"飞针"前,针下局部仅感胀痛,并无传导、重合、发凉现象。说明针感与疗效有关。魏稼教授此案并未采用"透天凉"手法,却意外出现针下凉感,但日后用同样手法调气,几乎未再现类似反应,原因值得探讨。

头 痛

头痛是临床上的常见病症,又称"头风"。头痛分原发性和继发性两类,原发性头痛包括偏头痛,紧张性头痛和丛集性头痛等,又称功能性头痛,占头痛患者的90%以上;继发性头痛是由于其他疾病所引起,如感染、高血压病或颅内肿瘤导致的颅内压升高,头部外伤等所致的头痛,又称症状性头痛,约占头痛患者的10%。西医学分为紧张性头痛、血管神经性头痛,以及脑膜炎、高血压、脑动脉硬化、头颅外伤、脑震荡后遗症及眼、耳、鼻等疾病。

诊疗特色

魏稼教授常以针刺至阴穴为主治疗头痛。至阴为足太阳膀胱经的穴位,该经络与头部联系紧密,魏稼教授认为远端取穴刺之,可以疏通头部经脉,针后放血散瘀而止痛。取双侧至阴穴,用0.5~1寸针刺,留针30分钟,捻转半分钟左右,以患者能耐受为度,出针后任其出血或挤出血2~3滴后以干棉球按压片刻,每日或隔日1次,10次为1个疗程。

医案

案 纳塞尔·沙依得,男,46岁,记者,1994年12月15日就诊。主诉:偏头痛15年,加重2年。病史:患者以左侧疼痛为主,每次疼痛时间数分钟至数小时不等,近2年一般间隔12天发作1次,精神紧张时加剧,经用多种药物治疗效果不显,近几天来每天发作数次,遂求治于针灸。辨证为瘀阻脑络。

治疗:针刺至阴穴,针刺入数秒后即觉疼痛消失,留针30分钟,拔针后挤出血2~3滴。第三天复诊,诉第一次针后一直未再发作,为巩固疗效,又针刺2次。1年后随访未复发。

案 凯西·罗兰,女,62岁,法国退休教师,1995年7月12日就诊。诉头痛1年余,疼痛以头顶部为主伴头昏,睡眠差,休息不好时加重。经CT检查未见异常,血压正常,服镇痛药可减轻,来此度假期间,接受针灸治疗。辨证为气血亏虚。

治疗:取穴双侧至阴穴,留针30分钟,隔日针1次,共治疗10次,疼痛消失。4个月后来信说未再痛过。

按:历代医家将前额头痛归为阳明头痛,巅顶痛归为厥阴头痛,后头痛归为太阳头痛,侧头痛归为少阳头痛。治疗多选用相应经脉的腧穴为主,至阴属足太阳膀胱经,该经"起于目内眦,上额交巅""其支者,从巅至耳上角""其直者,从巅入络脑,还出别下项……"足太阳膀胱经循行经过前额、巅顶、侧头及后头部,用至阴治头痛,符合"经脉所过,主治所及"的穴位主治作用。根据魏稼教授的临床经验,用至阴治疗头痛有满意的疗效。

腰 痛

腰痛是指患者背部以下、臀部以上部位的疼痛病症,疼痛的部位或在脊中,或在一侧,或两侧俱痛。又称"腰脊痛",西医学认为腰痛是由多种疾病引起的症状,诸如腰部的肌肉、韧带和关节发生损伤或病变,任何原因导致的姿势失衡和某些内脏疾病都可引起腰痛,如风湿病、肾脏疾患,腰部肌肉、骨骼的劳损,以及外伤、腰椎增生乃至盆腔疾患等。

诊疗特色

腰痛多因机体衰老、肝肾亏损、精血不足,经脉失养所致。不少患者兼有外感寒湿,或气滞血瘀,经脉气血运行不畅,不通则痛。本病以肝肾虚损为本,寒湿血瘀为标,魏稼教授的治疗思路是要充分发挥针灸、中药优势,双管齐下,标本兼顾。针灸取穴以阿是穴为主,先针后施温和灸。针用"饿马摇铃"法,中药用乌梢蛇50克,全蝎30克,土鳖虫30克,丹参100克,血竭30克,当归30克,威灵仙100克,研末,装入胶囊,每次口服4克,早、晚各1次,另取鹿胶8克烊化,每日服1次。

医案

案 龙某,男,57岁,干部,1991年2月22日就诊。主诉:腰痛十余年,加重10个月。病史:患者于1978年开始,腰部酸痛持续至今,经某医院检查尿液、血液等排除尿道炎症、结石及风湿病等,腰椎摄片示腰椎骨质增生。曾使用中西药、理疗等治疗,症状未见好转。1990年4月腰痛加剧,再次在该院腰椎摄片,提示:第3~4腰椎前缘轻度唇状改变,经多方治疗,疼痛未能缓解,转针灸医治。症见:形体消瘦,面无华色,稍弯腰行走,腰部活动受限,在第2~5腰椎处有明显压痛点,受寒劳累则腰痛加重,得温、休息则减轻,夜尿频繁,尿清,大便溏稀,少腹时痛,舌质淡,苔白,脉细弱。诊为肾虚腰痛,拟温肾壮骨,通经散寒,舒筋活络。

治疗:取腰夹脊补阳通经,肾俞针加灸以温肾壮骨强腰,委中通经散寒,舒筋活络,行"饿马摇铃"法,每日1次,10天为1个疗程,连续3个疗程。另耳穴贴压肾区(右)、腰区(左)、神门(右),左右交替(每3~5天换贴,每天揉搓3~4次)。

方药:乌梢蛇40克,威灵仙60克,透骨草、土鳖虫、当归、牛膝、血竭各25克,鹿胶250克(另包烊化)。除鹿胶外,共研细末,每日服2次,每次服3克,鹿胶6克,每晚临睡前烊化服。

针刺5次后,腰部酸痛见缓,15次后明显好转,20次后,因感冒腰痛有小反复,加曲池、合谷、足三里。至1991年3月21日,共治疗24次后腰痛消失,活动自如。半年后随访无复发。

案 陈某,男,50岁,司机,1992年5月17日就诊。主诉:腰痛3月余,伴头昏1个月。病史:近3个月来,腰痛逐渐加重,以致弯腰行走,不能驾驶汽车。伴头昏、耳鸣、口干喜饮,大便干结。既往有高血压史,时缓时高。腰椎摄片提示:诸腰椎体均有不同程度骨质增生。腰椎区域有明显压痛,腰部活动明显受限。舌苔薄黄,舌质暗红,脉象弦数。证属肝肾阴虚,拟滋养肝肾,壮骨止痛法。

治疗:取腰夹脊、太溪、肝俞、肾俞滋养肝肾,舒筋活络,行"饿马摇铃"法,针太冲、阳陵泉疏肝泻火以潜阳,施泻法。留针30分钟,每日针灸1次。方药:以前述"骨赘散"为基础,减去辛温之品,加田三七、石决明、菊花、钩藤等养血平肝之药;阿胶改龟胶8克,每晚临睡前烊化服。

经针灸、中药治疗2个月,腰痛消失,行动自如,血压稳定于142/88毫米汞柱以下,又能驾驶汽车长途运输。追访1年,未曾复发。

案 张某,女,67岁,退休干部,1993年1月5日就诊。主诉:腰部受伤2年余,腰痛加重频繁。病史:患者于1991年3月跌跤摔伤腰部,摄片提示:胸12椎,腰1~2椎体压缩性骨折,腰4~5椎体骨质增生。此后腰痛频繁发作,剧痛时不能下床,翻身需人帮助,生活难以自理。全身恶寒怕冷,腰冷如冰,尿频尿急,色黄而赤(既往有尿道炎症),尿检有红细胞、白细胞,眼睑及双足背时肿时消,口干苦,但不思饮水。舌苔白腻,中心略黄,舌质暗红,脉弦细而涩。腰及胸椎区域均有明显压痛。证属肾虚兼湿热,拟补肾壮腰,利湿清热法。

治疗:取腰夹脊、肾俞、腰阳关补肾壮腰,三阴交、阳陵泉清热利湿,施平补平泻法,留针15分钟,先针后灸15分钟,令皮肤潮红为度,每日1次,10天为1个疗程。

方药:以"骨赘散"加白花蛇舌草、益母草、田三七等清热利湿之品。阿胶改琥珀6克,分2次吞服。

经针灸中药治疗10天后,能下床走动,20天后腰痛显著减轻,生活能自理。共治疗60天,诸证基本消失,嘱其继服"骨赘散"1个月巩固疗效,随访半年,腰痛未发。

按:上述三案均为典型腰椎病,皆用"骨质增生验方"治愈。龙某为肾虚腰痛,与验方主治完全一样,故未改动;陈某乃肝肾阴虚,故去辛温之品加石决明等平肝降压,配太冲、阳陵泉等泻火潜阳;张某是肾虚挟有湿热,故加白花蛇舌草等消炎利尿,针阳陵泉清热利湿,并去鹿胶改琥珀,以通淋化瘀。

案 王某,男,55岁,1993年2月5日就诊。主诉:腰酸痛10余年。劳累加重,夜尿频繁,大便次数多,舌苔薄白,脉沉。素有支气管炎、前列腺增生、性功能低下。腰椎摄片:腰椎呈退行性改变,合并2~3椎间盘病变。诊为腰椎骨质增生。此乃肾虚挟瘀之证,当温补肾阳,活血通络。

治疗:肾俞、腰夹脊、委中、悬钟。毫针刺,用平补平泻法,隔日1次。

方药:丹参、当归、茯苓、牡丹皮、鹿衔草、透骨草、巴戟天、栀子、田三七、浙贝母、莱菔子、肉苁蓉、熟地黄各100克,陈皮、血竭、土鳖虫、淫羊藿各60克,威灵仙200克。上药共研为末,每日2次,每次20克。同时,腰部按摩,隔日1次。

经上述综合治疗3个月,腰痛基本消除,性功能亦有改善。

案 王某,男,36岁,1996年3月5日就诊。有腰痛史3月余。近来因打篮球不慎扭伤腰部,出现疼痛,活动受限,行走困难,曾自行服伤药无明显好转。由家人护送来我处就医。查体:面色萎黄,表情痛苦,腰3~4棘下有压痛,双肾区叩击痛(-)。舌淡红、苔白,中根部稍厚,脉细弦。小便常规(-)。腰椎片未见异常。诊断:腰痛。辨证为筋伤瘀阻,湿滞不通。治宜行气化瘀,祛湿通络。遂用上法治疗,当即疼痛见减,活动比前灵活。继续治疗5次,疼痛消失,行走自如,至今未发。

按:《丹溪心法·腰痛》谓:"腰痛主湿热、肾虚、瘀血、挫闪、有痰积。"由此可知产生腰痛的因素较多,但肾气虚是基础,劳损、外伤、风寒湿邪侵袭经络筋脉是主要病机。按经络辨证则属于足太阳膀胱经、督脉经筋病变,选肾俞、大肠俞、腰阳关、命门、阿是穴治疗,有补肾壮腰、活血化瘀、祛风利湿、通络止痛之功效。腰痛,特别是腰椎骨质增生,属于难治之证,对此多采用针、药、推等进行综合治疗。

坐骨神经痛

坐骨神经痛是指沿坐骨神经通路及其分布区的疼痛。表现为腰、臀、大腿后侧、小腿后外侧及足外侧放射性疼痛为主要症状的病证。属中医学"痹症""腰腿痛""伤筋"等范畴。临床上分为原发性和继发性两类。由风湿引起的坐骨神经炎称为原发性坐骨神经痛,由坐骨神经通路的邻近组织病变产生机械压迫或粘连所引起的称继发性坐骨神经痛。按其受损部位,又可分为根性坐骨神经痛和干性坐骨神经痛。坐骨神经痛多见于腰椎间盘突出症、感染性疾病、脊柱肿瘤、骨盆病变、腰骶软组织劳损及部分内科疾病中。

诊疗特色

魏稼教授临床巧用风池治疗坐骨神经痛,效果显著。历代医家取风池穴皆使患者正坐或反坐并伏于椅背,魏稼教授则俯卧取之,这样不但取穴准确,且不易移动,患者感到轻松舒适,不致晕针。针前用大拇指于风池附近往返循按,寻找压痛明显处。魏稼教授强调针刺此穴,务必掌握进针深度,切勿刺到延髓。儿童一般不超过 0.5 寸,不留针;成人体瘦者 1 寸为宜,体肥约 1.5 寸,留针一般 30 分钟。

医案

案 汪某,男,42 岁。左侧臀部疼痛并放射至腓肠肌,以早晨起床后痛剧。经神经内科检查,诊断为坐骨神经痛。

治疗:针刺环跳、承山、阿是等穴 5 次,不仅无效,且晚间疼痛加剧。魏稼教授再察病情,脉呈弦象,且胸闷常叹息,疼痛与情绪有关。辨证为肝郁气滞,改刺风池一穴。针 3 次痛大减,连针 10 次,病告痊愈。

按:魏稼教授认为风池穴可以解郁,肝胆同属风木,性喜条达而恶抑郁,郁则生百病。魏稼教授治肝郁,常用风池疏泄肝木。用其治肝胃不和之胃脘痛肝郁腿痛等,即基于此意。

急性风湿性关节炎

急性风湿性关节炎是风湿病急性发作的表现形式之一,临床以出现游走性的多关节红、肿、热、痛为特征,多发于青少年,属中医学"痹症"范畴。西医学认为是与链球菌感染有关的变态反应性疾病,病理改变为关节滑膜及周围组织的水肿,关节囊液纤维蛋白的粒细胞的渗出。

诊疗特色

灸法一般用于阴盛阳虚的寒证,而阴虚阳盛的热证忌用,似乎已成定论,然而魏稼教授认为此说未必尽然。他对热证用灸进行了深入的探讨,如用灸法治疗流行性出血热等,不仅无不良反应,而且效果佳,开辟了灸法临床应用的新途径,扩大了应用范围。魏稼教授对风湿热痹等阳热实证用灸法治疗疗效显著。

医案

案 李某,男,36 岁。左膝关节红肿疼痛半个月,不能行走,伴发热、口苦、咽干、尿黄等症,经血化验诊断为急性风湿性关节炎,治疗无效,转针灸门诊。魏稼教授据其舌苔薄黄,脉细数等,辨证为热痹。

治疗:于膝关节部施隔蒜灸,灸至疼痛微解,每次约 45 分钟,施灸 3 次,疼痛减轻,灸 6 次红肿消退,能行走,共施灸 8 次,症状基本消失。嘱关节肿痛时即施艾灸以防治。

按:魏稼教授认为风湿热痹与疮疡疖肿之阳证虽然不同,但两者病机相似,因此用灸法治疗急性风湿性关节炎也屡获佳效。

面　瘫

面瘫是以面部表情肌群运动功能障碍为主要特征的一种疾病,即周围性面神经麻痹。一般症状是口眼喎斜,多表现为患侧面部表情肌瘫痪,前额皱纹消失、眼裂扩大、鼻唇沟平坦、口角下垂。在微笑或露齿动作时,口角下坠及面部喎斜更为明显。患侧不能做皱额、蹙眉、闭目、鼓气和噘嘴等动作。鼓腮和吹口哨时,因患侧口唇不能闭合而漏气。进食时,食物残渣常滞留于病侧的齿颊间隙内,并常有口水自该侧淌下。发病不受年龄限制,是一种常见病。属祖国医学"口眼喎斜"范畴。

诊疗特色

中医治面瘫重祛风通络,魏稼教授认为此病病因复杂,牵正散辛温只适用于风寒痰证,对于热邪未清者,用之反有加重病情之虞。故对初期伴有耳后压痛,脸部肿胀,面红目赤,口干舌红,脉数,或合并中耳炎、牙龈炎、眼结膜炎、鼻窦炎等,火热或肝火上炎之证,应重在清热解毒或清肝泻火。

常用的清热泻火解毒法有:①针刺泄毒法。常取合谷、曲池、太阳、地仓、颊车、风池、翳风等穴,施泻法,宣泄风热之邪毒。②刺营排毒法。刺营放血,一般于耳后阿是穴或肿胀处压痛点放血。③灸法祛毒法。常于患侧施灸或神灯,每次15分钟,以皮肤潮红为度,体现了魏稼教授的"热证可灸"思想。④中药解毒法。常用的清热解毒中药有金银花、连翘、板蓝根、黄芩、黄连、大黄等,适当配合通络祛风化痰之品,如僵蚕等,使热毒得以清除。

医案

案 王某,男,23岁,汽车司机,1993年2月1日就诊。主诉:面瘫1周。病史:患者于8天前感冒,发热至39.5℃,头痛剧烈。翌日清晨起床后,发现口眼㖞斜,在当地医院服中药牵正散及针灸多次未效,遂来求医。症见:右侧面瘫,嘴向左㖞斜,右眼睑闭合不全,流泪,鼻唇沟消失,不能做蹙额、皱眉、露齿和鼓腮等动作,进食时,食物留滞于齿、颊间,唾液自口角处外流,伴耳鸣及耳内疼痛,口苦,舌苔薄黄,脉数。辨证为风热侵络,治宜祛风活络,清热解毒。

治疗:取风池、颊车、地仓、攒竹、曲池、合谷,施泻法,留针30分钟,隔日1次。同时服中药:金银花15克。连翘10克,板蓝根30克,防风10克,白术10克,黄芩15克,僵蚕10克,地龙15克。每日1剂。治疗半月,症状消失,康复还乡。

按:这是一则由感冒发热、热毒侵犯面神经所致的面瘫。当地医生用辛温治法无效,而魏稼教授针、药并施,祛风热之毒邪,使毒去正安,故有佳效。

案 李某,女,32岁,工人,1992年10月26日就诊。主诉:右侧口眼㖞斜半月余。患者素来性情急躁,半月前因与邻居争吵,心情烦闷发怒,先感右侧耳后疼痛,逐渐口眼㖞斜,医治无效,特请魏稼教授诊治。症见:右侧面瘫,右眼闭合不全,额纹及鼻唇沟变浅,鼓腮漏气,进食时食物停留于齿、颊间,面色红赤,口干苦,大便结,痰多色黄(有慢性鼻炎),月经量多、夹块,经期提前。舌苔薄黄,舌质暗红,脉数。证属肝郁化火,气滞血瘀。

治疗:取风池、太冲、合谷、曲池、颊车透地仓、太阳透阳白。隔日1次,留针30分钟,施泻法。同时服中药:银柴胡10克,栀子15克,丹参15克,茯苓10克,绿梅花10克,当归10克,牡丹皮10克,白芍10克,桑寄生15克,胆南星10克,生甘草6克,生大黄6克(后下)。隔日1剂(每周逢单扎针,逢双服药)。经针药互施20天,诸证消失,病告痊愈。

按:这是一则因肝郁化火、火热上炎所致的面瘫。此类患者口㖞很明显,往往怒目圆睁。由于及时运用了疏肝泻火清热法,取得了显著的疗效,此证不宜用辛温治法。

案 李某,男,38 岁,工人,1993 年 1 月 18 日就诊。主诉:左侧口眼㖞斜 1 周。患者于 1 月初牙龈发炎,肿胀疼痛 1 周后,继发面瘫。症见:嘴向左侧㖞斜,右眼闭合不全,流泪,额纹及鼻唇沟消失,右侧下牙龈红肿疼痛,并有脓性分泌物,口干喜饮水,尿黄便结,舌苔黄腻,舌质暗红,证属胃火上升,阳明腑结,治宜清胃通腑解毒。

治疗:取颊车、地仓、合谷、曲池、上巨虚。隔日 1 次,留针 30 分钟,施泻法。同时服中药:生石膏 15 克,知母 10 克,生甘草 6 克,金银花 30 克,连翘 10 克,黄连 6 克,生大黄 6 克(后下),玄参 15 克。每日 1 剂。针灸、中药治疗 1 周,牙龈肿痛消失,面瘫痊愈。

按:这是一则由牙龈炎继发面瘫的案例,阳明胃热乃其病因,故针刺手阳明合谷、足阳明颊车等穴,配合中药大黄、石膏等清泻胃火,荡涤腑结,以解毒而获佳效。

案 许某,男,54 岁,干部。1993 年 3 月 24 日就诊。主诉:右侧口眼㖞斜 4 个月。患者素喜饮酒,1992 年 12 月下旬几乎天天膏粱厚味,先右耳感染带状疱疹,继则口眼㖞斜,在某医院诊治 4 个月未愈。症见:右侧面部肿胀,额纹消失,鼻唇沟变浅,口向左侧㖞斜,右目不能闭合,鼓腮吹哨时右侧口角漏气,右侧耳根部乳突部有明显压痛,伴烦躁、面赤及口干欲饮。舌苔黄且厚腻,脉弦数有力。此乃酒热之毒熏蒸所致,应内外分消酒毒。

治疗:取风池、太阳、翳风、颊车、地仓、合谷。隔日 1 次,留针 30 分钟,施泻法。同时服中药:葛根花 15 克,金银花 15 克,连翘 10 克,板蓝根 20 克,肿节风 20 克,黄芩 10 克,黄连 3 克,泽泻 10 克,车前子 10 克,胆南星 10 克,地龙 10 克。隔日 1 剂(每周逢单扎针,逢双服药)。治疗 25 次,诸证消失,病告痊愈。

按:李东垣《脾胃论》云:"酒大热有毒。"嗜酒成性,酒毒蕴于肠胃,熏蒸于肝胆,侵袭阳明及少阳经脉而致面瘫。治疗此证应内外分消酒热之毒。故针刺风池、太阳、翳风解少阳之邪毒;借颊车、地仓及黄芩、黄连等清阳明热毒;重用葛根花配泽泻、车前子等使酒毒从小便出。

解毒法为何能治面瘫? 魏稼教授认为:①清热治本。现代医学认为面瘫乃感染所致,用清热解毒之中药,以及放血、针刺、灸法等,能增强机体抵抗力,促进内毒素的排泄,有助于控制感染。而不少面瘫是继发于中耳炎、牙龈炎、鼻窦炎等之后,因解毒法能抗菌消炎,故不仅治标,也能治本。②化瘀消肿。放血能祛瘀血,肿胀消,以利康复。③排泄酒毒。不少面瘫与酒精中毒有关,解毒法能使大辛大热之酒毒上下内外分消,邪去正安。④清肝泻火,中医学认为面瘫还与肝郁化火有关,针刺太冲、风池等穴能清肝火。⑤针刺面瘫局部,能疏泄壅滞经络之毒邪,有利于麻痹之面神经早日复苏。

乙型病毒性肝炎

  乙型病毒性肝炎是由乙肝病毒（HBV）引起的、以肝脏炎性病变为主，并可引起多器官损害的一种疾病。主要通过血液传染，如通过血浆、血制品或使用病毒污染的注射器针头、针灸用针、采血用具等感染，也可通过其他途径，如口-口途径传播。根据其病理变化、病变轻重以及病程经过，可分为急性、慢性和重症肝炎三大类。主要表现为乏力、食欲减退、恶心、呕吐、肝大及肝功能损害，部分患者可有黄疸和发热。它已成为严重威胁人类健康的世界性疾病，也是我国当前流行最为广泛、危害性最严重的一种疾病。

诊疗特色

  魏稼教授用"飞针法"治疗本病，飞针的特点主要是粗（针具）、快（进出针）、准（刺入后迅速得气），并将"飞针"融入补泻手法中，形成了新的"凤凰展翅"（泻）与"饿马摇铃"（补）法。

  "凤凰展翅"，即以右手拇指、食指两指夹针柄，快速进针后，以拇指向后，食指向前，向一个方向大幅度（约数百度）捻转 3~7 次，至不能转动为止，针感以患者能耐受为度，每次捻转后五指张开离针柄，一捻一放，如展翅飞腾之状。其"饿马摇铃"法，则捻转轻，幅度小，提插缓慢，针感轻。前者多用以治急病实证、针感迟钝的患者，后者多用以治慢性疾病、体质虚弱或得气敏感的患者。

医案

  案 何某，男，21 岁，学生，1974 年 4 月 2 日就诊。患者正在某大学就读休学归来，诉称去年在校体检发现肝功能不正常，又经几个大医院复检诊断为无黄疸型病毒性乙型肝炎，曾先后住院 2 次，用中西药治疗共 3 月余，不仅未效，近日有加重趋势，特来求针治一试。患者面色晦暗少华，巩膜无黄染，尿清。检查报告：黄疸指数正常，凡登白直接间接试验阳性，麝香草酚浊度试验 13 单位，硫酸锌浊度试验 17 单位，谷丙转氨酶 674 单位，乙型肝炎表面抗原两次阳性。

症见:口苦黏腻,上腹胀闷,偶有恶心,体质、食纳尚可,右肋下隐痛不适,四肢乏力,语音低微,寡言笑,少气神倦,抑郁消沉,睡眠尚佳,大便正常,舌苔微黄腻,脉弦而滑,乃肝脾不和,脾胃气虚,湿热蕴结。

治疗:考虑到长期用中西药治疗,如再用药可能对肝脏不利,于是单用以下三组穴轮流针刺。

第一组:阳陵泉、肝俞、合谷、胃俞;第二组:足三里、脾俞、支沟、期门;第三组:阴陵泉、胆俞、内关、气海。其中背俞穴均取脊椎旁约0.5寸处,与相应背俞平,相当于夹脊穴。因患者畏针,先用一般短细毫针"饿马摇铃"或平补平泻法,中等刺激量,有针感即停止运针,每次留针30分钟,每日1次。治疗10次后,诸证稍见减轻。此时为坚定患者治疗信心,告以针灸有较好增强免疫的作用,鼓励坚持接受针疗,乃改用"飞针"调气法,要求背俞穴有较强针感,每日上午8点、下午4点30分钟各针1次,留针期间,间隔约10分钟运针1次,持续3~4分钟,10次为1个疗程,每疗程间隔3天。

如此治疗1个月后,诸证渐减,精神体力渐佳,再坚持针2月余,诸证基本消失,为巩固疗效,再治1个月复查,肝功能各项指标基本恢复正常,半年后返校复查,允许继续就读,准予复学。

按:魏稼教授擅用针灸治疗炎症,他认为针灸无论对细菌、病毒、原虫,甚至寄生虫感染均有客观疗效。可惜当前人们只熟悉针灸有止痛调整作用,对其消炎作用却了解甚少,未予注意。

魏稼教授认为针灸之所以能抗炎,因为,第一,激发了机体本身的防御功能,增强了免疫力,实验证明针刺后网状内皮系统、白细胞吞噬作用增强;第二,可改变机体的内环境,造成了不利于病原微生物繁殖肆虐的生态环境;第三,疏通经络,活血化瘀后,微循环功能改善,血管扩张,为杀灭病原微生物提供了有利条件。如今有不少局限性炎症,局限于血管、淋巴管少的部位,即使用足够剂量的抗菌药也难奏效,这其中除耐药性抗药性外,也与运输不畅有关。药物吸收后,运输通道受阻,不能足够而顺利到达病原微生物集结部位;加之药物还需通过机体大循环长途运输,覆盖面大,目标不集中,即使到达病所,已是强弩之末了。有些五官科炎症,肩臂部毛囊炎等,该处血管、淋巴管少而小,如在病灶邻近部取穴针灸,距离病所近,不存在运输问题;加之刺激后产生白细胞吸引素,局部充血,循环旺盛,又可提高抗菌药物浓度,提高药效,再加上全身免疫作用增强,故有较好抗炎效果,可补药物治疗之不足;第四,与促进机体新陈代谢和毒素排泄也有关。

总之,针灸用于抗炎大有可为,是一个亟待拓展开发的领域。当今,不少外国人只看到针刺破皮流血,可能造成病原微生物交叉感染的一面,却忽视了机体本身存在强大防御系统而针灸又有较好抗炎作用的另一面,实在是认识上的误区。

哮　喘

　　哮喘,支气管哮喘的简称,是机体对抗原性或非抗原性刺激引起的一种气管—支气管反应性过度增高的疾病。其临床特征为发作性伴有哮鸣音的呼气性呼吸困难。属祖国医学"咳嗽""哮证""喘证"范畴。《医学正传·哮喘》言:"大抵哮以声响名,喘以气息言。夫喘促喉中如水鸡声者,谓之哮;气促而连属不能以息者,谓之喘。"

诊疗特色

　　魏稼教授治疗哮喘病善于用针调气,灸治热哮,以及温灸加药饼贴敷等不同治疗方法,各有特色,又相互贯通。魏稼教授认为调气,关键是调控针感,掌握刺激强度和刺激量,因为个体特异性不同,用同一手法或穴位,针感不可能千篇一律。

　　灸法一般用于阴盛阳虚的寒证,对阳虚阴盛的热证忌用,然而魏稼教授认为此说未必尽然,他认为灸法治热哮可使壅塞于肺部的热邪外散,同样道理,夏季三伏天在背俞穴温灸加药饼贴敷,亦可使内邪随温药之性外散,邪去则正安。

医案

案 王某,男,28 岁,职员,1993 年 12 月 2 日就诊。主诉:哮喘反复发作 12 年,16 岁时,因深秋期间郊游后下河游泳,突发哮喘。以后每年秋冬季均发,经中西医多方治疗,发时服消炎药、定喘药或激素,仅能暂时缓解,难以根治。曾做过敏原检查,认为与花粉、灰尘、螨虫有关。此次发作,再用上药,未能收效,故来求针治。患者受凉易感冒,日前因天气骤变,寒潮到来,又出现鼻流清涕,喷嚏频频,咳嗽痰多而白,不易咯出,胸闷气逼,呼吸困难,喘息,吸气特难,声如曳锯,喉中辘辘,如水鸡声,不能平卧,晚间加重,难以入眠。前因喘太甚,致右侧第 5 肋骨骨折,现已愈合。口腻多涎,咽干舌燥而不欲饮水,夜尿多,余沥不尽,畏寒,舌苔白腻,脉滑稍数,食纳尚可,二便正常。辩证寒邪袭肺,肺失宣降,痰气壅滞。

治疗:宣肺祛痰,平喘理气,本拟用针刺治疗,因患者不能坚持每日就诊,故改用白芥子等为末敷膻中、膏肓、定喘等穴,5日后未见好转,乃加用一般毫针刺上穴以及肺俞、天突、风池、足三里、阴陵泉、外关、合谷等。又5日仍未有进退,于是改用"飞针"调气法,取穴同上,但定喘取法及针法是:第1~5胸椎棘突下缘旁开0.5寸处均是(实即夹脊穴),术前在其上下寻找压痛过敏点作为每次针刺重点,进针为45°,针尖向下向中入寸余,抵达脊椎横突为止,此时,患者多诉针感向下向前放射。

可是,此患者第一次针刺颇难得气,经提插探找针感甚微,乃留针15分钟候气,因患者年轻体壮且属实证,故继用"凤凰展翅"手法,针感始佳,针后呼吸困难即减,翌日复诊,称痰少气顺,易咯出;针4次后,诉晚间能平卧。以后坚持每日针1次,10次为1个疗程,连续治疗4个疗程后,诸证悉除。翌年冬又发1次,再针3个疗程,未再发。

按:20世纪60年代末,魏稼教授赴沈阳空军医院,学习徐笨人医师针治哮喘法,徐氏以擅针而名震关东,日诊百余人,应接不暇,后来也是中国针灸学会常务理事。魏稼教授学成归来在南昌开设专病门诊,用其针定喘法(已如上述)治哮喘亦多,疗效确有提高。1975年赴突尼斯援外医疗,该地过敏性哮喘发病率高,魏稼教授用上法加定喘注羊肠线,疗效甚佳,且方便了那些不能坚持每天接受针治的患者。当地报刊纷纷报道,誉为"神针魏"。

案 王某,男,8岁。主诉:反复发作哮喘5年。3岁时患百日咳并发哮喘,久经中西药治疗仍反复发作。症见:胸闷气逼,呼吸困难,咳吐黄痰,咽喉红肿,舌红,苔薄黄,口唇干燥,喜饮凉水,大便结,小便黄,脉细数。证属热哮。

治疗:清热化痰平喘。于肺俞、定喘、风门等穴施灸,令局部反应潮红为度,使之发疱,隔日1次,连续施灸3次,哮喘显著改善,10次后哮喘平息。嘱患儿及家长,若咽喉痛咳黄痰,即于上穴施灸防治,且于每年夏季初、中、末伏3日,再施灸以资巩固,追访1年,哮喘未发。

按:魏稼教授治哮喘擅长施灸,常用灸治热哮,认为温热灸可使壅塞于肺部的热邪随艾火外出,气机通降,故有佳效。

案 沈某,女,13岁,学生,1989年6月30日就诊。主诉:反复发作咳嗽、咯痰10年。患者以秋冬季节及平素受寒感冒时哮喘加剧。胸透提示:双肺纹理粗乱。医院儿科诊为喘息型慢性气管炎,服中西药疗效欠佳。

治疗:遂于7月19日(初伏)始取风门(双)、肺俞(双)贴药,7月29日(中伏)再贴大椎、脾俞(双),8月8日(末伏)又贴肾俞(双)、膏肓俞(双)。每次均贴4小时取下。翌年6月其家长信函中写道,小孩敷贴后,10余年来年年复发的气管炎近期控制,1年来未发。

按:气喘与肺、脾、肾三脏虚损有密切关系。其标在肺,其本在肾。单靠某种方法是难以取得疗效的,必须防治结合,以防为主。正如《素问·四气调神大论》所说:"圣人不治已病治未病,不治已乱治未乱。"在炎夏三伏天行灸贴治疗则是在中医"天人相应""冬病夏治""春夏养阳"理论指导下,利用气候炎热,人体腠理开泄这天时,在背部穴位上温灸、贴药,药物透过皮肤进入穴位,感传经络,通过经络气血的运行,到达有关脏腑,以调整机体功能,改变病理状态,增强抵抗力,旨在使"正气存内,邪不可干",以防冬季发病。

胃脘痛

胃脘痛是指胃脘近心窝处的疼痛,又名胃心痛、心下痛、心痛等。多因长期饮食失节、饥饱劳倦、脾胃虚寒、情志郁结等所致。有外感、内伤的不同,临床表现虚实错杂,寒热相兼,须分清标本缓急,辨证施治。西医学的急性胃炎、慢性胃炎、胃溃疡、十二指肠溃疡、功能性消化不良、胃黏膜脱垂等病以上腹部疼痛为主要症状者,均属中医学胃痛范畴。

诊疗特色

魏稼教授中药、针灸并用治疗胃痛,针刺前先寻找疾病的压痛点(或敏感点),再配合"饿马摇铃""凤凰展翅"的特色行针调气手法。他强调操作手法,重视进针后的得气感,调气补泻是治愈疾病的重要手段,《难经》云:"不得气是谓十死九不治也。"魏稼教授巧用风池治疗胃痛,认为风池穴有祛风、泻火、解郁、化痰、活血、安神、解痉等作用。用于治疗胃脘痛有解除胃肠平滑肌痉挛的作用,从而达到止痛的效果。

医案

案 刘某,男,48 岁,干部,1969 年 9 月 25 日就诊。主诉:胃脘胀满 6 月余。素体消瘦阴虚,平时进食不多,近因情绪不佳,常借酒消愁。1969 年春赴扬州出差,购得 54°白酒 1 瓶,餐前空腹饮 150 毫升左右,渐觉胃脘饱胀不适,痞满隐痛,不思进食,乃就诊于某医院,该院检查报告胃酸缺少,胃体变形,诊为慢性萎缩性胃炎,给服西药多种,疗效不甚明显,后改中药治疗,症无进退,乃来求诊。现仍觉脘部如有物堵塞,胀而微痛,稍有灼热感,嗳气,不反酸,每餐进食汤面半碗,加肉类或油腻后,胃部痞胀加重,晨起口干口苦,舌质红、苔微黄,脉细数稍紧,大便结,2日1次,小便黄,睡眠不佳,易醒,神倦少气乏力,前医诊为气阴两虚,胃中有热,气机郁滞,运化失常,进中药党参、太子参、山药、茯苓、川楝子、延胡索、麦芽、山楂、鸡内金、陈皮、枳壳、甘草等10余剂,效果不明显。

治疗:针刺,取中脘、足三里、公孙、内关、三阴交、合谷、梁门及第9~12胸椎旁夹脊穴压痛点。因属虚实夹杂,以虚为主,针刺先用"饿马摇铃"法,留针15分钟后,再施"凤凰展翅"泻法,得气先轻后重,以患者能耐受为度。

第一次于第9胸椎棘突旁找到过敏点针刺,针感甚好,针3次后,此处压痛消失,得气不佳,复于第11胸椎旁找到压痛点针刺,针后脘部痞胀减轻,隐痛消失,此后继续治疗1个疗程,症无明显进退,进食尚可,仍有气阴不足之象,乃一面针治,另嘱服如下偏方:取葡萄干1 000克,用冷开水5 000毫升加白糖800克浸泡,10天后开始饮用,每次30毫升,每日3次,饭前服。

如此治疗1个月,患者精神渐佳,体质渐强,腹部饱胀消失,食欲增加,诸证基本消失,乃停止针刺,嘱继续服用上方3个月善后。

按:本案先用药治少效,继用针刺加偏方奏功,似说明针药优势互补,发挥了更好的作用。针刺重在止痛、消炎、调整,药物重在补养气阴,增加胃酸,两者相得益彰故疗效提高。

关于用葡萄干治萎缩性胃炎,虽是魏稼教授在国外应诊期间,得一外国人传授,其实,在李时珍《本草纲目》中早有记载,书中谓本品"甘平涩无毒",又引孟诜"甘平温",主治作用:"……益气倍力强志,令人肥健……久食轻身不老延年。"引甄权"调中治淋"。虽无治胃病之说,但益气滋阴调中补虚作用显而易见。本病多气阴不足,胃酸缺乏,故用之十分合拍,作用机制易于理解。

案 郑某,女,30岁,工人。患十二指肠球部溃疡10余年,隐痛多在进食2~4小时出现,上腹偏右有压痛。昨因情绪不佳及受凉而加剧,食纳不佳,上腹闷胀,吐酸水,神倦,少食懒言,便溏,舌苔白厚腻,脉弦紧,睡眠不佳。诊为脾胃气虚,肝胃不和。

治疗:初用太冲、期门、三阴交、足三里、脾俞、胃俞等穴,对四肢穴用"迎随补泻"中的"随补法",顺其经脉循行方向针刺,留针30分钟,痛仍甚,继加用"饿马摇铃"法,两指夹针柄持续运转,左右轻摆针柄约10分钟后,痛即缓解,针10分钟后再行1次。如此治疗20余次,痛渐止,余症相继消失,摄片复查,龛影消失。

按:《针灸大成》记载,"其补者,有饿马摇铃:用右手大指、食指捻针头,如饿马无力之状,缓缓前进则长,后退则短"。大指向前使针向左转,故属补法。魏稼教授加了摇摆时间,手法稍有不同,但两者均为轻而缓的刺激。

刘某,男,45 岁。胃脘痛时缓时发已 3 年,胃钡餐检查提示为溃疡病,常因思虑过度与情绪紧张而疼痛加剧。舌苔薄黄,舌暗红,脉弦细。先针刺中脘、足三里、内关 3 次,疼痛不能缓解。阅其以往之病历,所服之药,多数为健脾温中之品,所取之穴也是阳明经居多。该患者胃脘痛与情志密切相关,据证应疏肝健脾,理气止痛。

治疗:改取风池、足三里,行平补平泻手法,留针 30 分钟。经 3 次治疗,疼痛明显减轻,共针刺 45 次,饮食增加,精神好转,工作效率提高。胃钡餐复查,提示龛影消失,溃疡愈合。

按:魏稼教授认为风池穴可以解痉。作用突出表现在三个方面:其一有解除血管痉挛的功能,故高血压头痛、神经血管性头痛及中风患者常用之;其二可解除支气管痉挛,所以治喘有效;其三可解除胃肠痉挛,善止腹痛。

眩　晕

眩是指眼花或眼前发黑,晕是指头晕,或者感觉自身或外界景物旋转。眩晕常同时并见,故称"眩晕"。轻者闭目即止;重者如坐车船,旋转不定,不能站立,或者伴有恶心、呕吐、汗出,甚则昏倒等症状。本病包括现代医学的高血压病、神经症、耳源性眩晕、前庭功能紊乱、脑震荡后遗症等。

诊疗特色

魏稼教授重视继承古人学术经验,善于古为今用,解决临床难题。魏稼教授治疗本病采用局部取穴与循经远部取穴相结合,针刺操作上重视手法的补泻,依据《针灸大成》"其泻者有凤凰展翅:用右手大指、食指捻针头,如飞腾之象,一捻一放……"而施"凤凰展翅"手法;并结合针下得气情况,以针感"轻者为补,重者为泻"实施补泻手法。

医案

案 张某,女,38 岁,职员,1995 年 9 月 20 日就诊。主诉:眩晕 3 年,加重半个月。病史:3 年前患中耳炎,治愈后出现眩晕,近年发作次数增多,每年发作 3~4 次,每次持续 10 余天。每因劳累或生气诱发,发作时面色苍白,站立不稳,不能行走,需人扶携,周围景物旋转,摇摇欲坠,天昏地倾,如坐舟中,转动头部加重,十分痛苦。曾诊为迷路性眩晕,经中西医反复治疗未能根治。上周发作于骑自行车途中,卒感头昏目花,恶心欲吐,出汗,全身不支而倒地,只好在路旁坐下,闭目休息 1 个多小时,经人扶回家中。平时耳中似有物堵塞,听力下降,偶伴耳鸣,左侧较明显,睡眠不佳,血压一般在 110/70 毫米汞柱左右。现饮食无味,面色苍黄,形体消瘦,舌黄淡红,苔白,口苦口干,脉弦细数。前医诊为痰浊中阻,蒙蔽清阳,以化湿祛痰为治,进半夏、天麻、白术、陈皮、茯苓等,配合针刺合谷、外关、丰隆等穴,收效不明显。

细询患者,称此次发作前,曾气恼情绪不佳,加以平时急躁易怒,乃改从平肝祛风潜阳论治,师宋窦材治头风眩晕呕吐法。

治疗:于风府一穴 2 针,针尖朝向两耳后乳突刺入 2 寸余,使针感较重,加用听会、外关、太冲等穴,每日针 1 次,施"凤凰展翅"手法,留针约 1 小时,每 10 分钟左右运针 1 次。针 3 次后,诸证渐减,不恶心,进食增加,稍有眩晕。再针 1 个疗程,除耳中堵塞感仍存外,余证消失。

按:中医有无风不作眩,无痰不作眩,无虚不作眩诸说。此患者当以治风为是,针灸对内耳性眩晕疗效较好。本病发作时用针灸治疗可使眩晕、恶心、呕吐等立即缓解,眼震速度明显减小,为世界卫生组织推荐的针灸适应证之一。

治疗本病应分辨标本缓急。眩晕急重者,先治其标;眩晕较轻或发作间歇期,应注意求因治本。眩晕发作时应嘱患者平卧休息,保持安静,妥善处理呕吐症状并给予适当护理。特别注意的是眩晕的日常预防同样不可忽视:①饮食调养。眩晕患者的饮食以富有营养和新鲜清淡为原则,多食蛋类、瘦肉、青菜及水果。忌食肥甘辛辣之物,如肥肉、油炸物、酒类、辣椒等。②精神调养。忧郁恼怒等精神刺激可导致肝阳上亢或肝风内动,诱发眩晕。因此,眩晕患者应胸怀宽广,精神乐观,心情舒畅,情绪稳定。③休息起居。过度疲劳,睡眠不足为眩晕的诱发因素之一。不论眩晕发作时或发作后都应注意休息,保证充足的睡眠。眩晕患者往往在充足睡眠醒后症状减轻或消失。

痢 疾

痢疾是因外感时邪疫毒,内伤饮食不洁而致湿热、疫毒、寒湿结于肠腑,气血壅滞,大肠传导失司,脂膜血络受损,化为脓血而致。临床以大便次数多,腹痛,里急后重,痢下赤白黏冻为主要表现。本病为常见的肠道传染病之一,一年四季均可发病,但以夏秋季节为最多,可散在发生,也可形成流行,无论男女老幼,对本病均易感染。

诊疗特色

魏稼教授取天枢、神阙、中脘、足三里等穴,施隔姜灸法治疗急性菌痢,要求用灸令腹部及全身温暖,腹痛微解,5～6 小时施灸 1 次,方能奏效。他认为施灸能扶正培本,升提中气,使肠胃中热邪随温热之艾火排出体外,魏稼教授用灸法治疗急性菌痢是其"热证可灸"说的依据之一。他提倡"热证可灸",开辟了灸法临床应用的新途径,扩大了应用范围。

医案

案 刘某,男,28 岁。因吃腐烂之食,出现呕吐、腹痛、发热,腹泻伴里急后重,经大便化验,诊断为急性菌痢,虽经治疗,但不见效,因逢魏稼教授下乡巡回医疗慕名请求治疗。据其舌苔薄黄、脉数等临床表现,辨证为湿热痢疾。

治疗:取天枢(双侧)、神阙、中脘、足三里(双侧)穴,施隔姜灸。每次 30～45分钟,令局部皮肤潮红,腹部及全身温暖,腹痛及肠鸣音减轻。连施 4 次,显著好转,共施灸 10 次,身体康复,并嘱患者经常于足三里施灸,强身益寿。

按:《医学入门》说"药之不及,针之不到,必须灸之"。针灸治疗急性菌痢有显著疗效,不仅能迅速控制症状,而且能消除痢疾的病原体。急性菌痢发病期间应进行床边隔离,注意饮食。中毒性痢疾,因病情急重,需采取综合治疗措施。

面肌痉挛

面肌痉挛,又称面肌抽搐。表现为突发的、反复发作的、不受控制的面部肌肉抽动。抽搐呈阵发性且不规则,程度不等,可因疲倦、精神紧张及自主运动等而加重。起病多从眼轮匝肌开始,然后涉及整个面部。本病多在中年后发生,30～50岁发病者最多,常见于女性。

诊疗特色

魏稼教授治疗面肌痉挛一病取穴少,选穴精,临证取穴多采用局部近取与循经远取相结合,配穴则选用左右配穴法,取患侧面部穴位,配以健侧合谷,以加强治疗作用,提高临床疗效。魏稼教授既精通针灸,又擅长中药,临证多针灸、中药合用,方药多用柔肝熄风、通络止痉之剂,辅以滋阴润燥之品,以防风燥伤阴。

医案

案 戴某,女,56岁,1992年6月3日就诊。主诉:阵发性面肌痉挛3周。病史:近月来右侧面部呈阵发性抽搐,牵引眼部和嘴角,尤以安静、夜间为甚,无法坚持工作,口干,心烦,舌红,脉弦细,诊为面肌痉挛。此由肝阳上扰,肝阴虚亏所致,故当平肝养肝,熄风止痉。

治疗:针刺:地仓、颊车、颧髎、承泣、太阳、阳陵泉、三阴交、太冲,均取右侧,合谷取左侧。每次选穴4～6个,毫针刺用平补平泻,留针30分钟,同时服用中药:钩藤、生地黄、北沙参、白芍各15克,菊花、麦冬、五味子、僵蚕、郁金各10克,甘草5克。经治2个月,抽搐基本控制,至今未发。

按:《素问·至真要大论》曰"诸风掉眩,皆属于肝""诸热瞀瘛,皆属于火",本病的病因病机为肝阳上扰,肝阴亏损。地仓、颊车、颧髎、承泣、太阳皆为面部腧穴,局部近取以疏通局部经气,调理面部之气血;阳陵泉、三阴交、太冲合用以疏泄肝胆,养肝柔筋;合谷善治头面五官诸疾,可通经活络,祛风解痉。诸穴合用,共奏平肝养肝、熄风止痉之效。中药治疗以钩藤、僵蚕、菊花平肝熄风止痉,清热透邪;白芍养血敛阴,平抑肝阳;生地黄、北沙参、麦冬、五味子滋阴养液;郁金活血行气;甘草调和药性。诸药合用,共奏熄风通络、滋阴养血之效。面肌痉挛患者日常调养应注意避风寒,防劳累,调情志,忌辛辣。

呃　逆

呃逆是指胃气上逆动膈,以气逆上冲,喉间呃呃连声,声短而频,令人不能自止为主要临床表现的病症。呃逆古称"哕",又称"哕逆"。本病病位在胃,并与肺有关。发病与饮食不当、情志不遂、受凉等有关。病机为气逆,与寒气有关。临床所见以偶发者居多,为时短暂,多在不知不觉中自愈;有的则屡屡发生,持续时间较长。呃声有高有低,间隔有疏有密,声出有缓有急。本病常伴胸膈痞闷、胃脘嘈杂灼热、嗳气等。

诊疗特色

魏稼教授临证常根据疾病的病因、病机、病位、病性,有时用常法,有时用变法,或常法与变法相结合。治疗呃逆,在常法无效时,变用他法,在攒竹穴附近寻找压痛点(或反应点),进行针刺或点按,常取得突出疗效。

医案

案 漆某,男,40岁,1993年4月23日就诊。主诉:呃逆3天。3天来呃逆连声,胸部及胃脘部不舒,得热则减,遇寒则甚,口不干,纳可,二便平,舌苔白稍厚,脉弦有力。诊为膈肌痉挛。辨证胃中寒冷。

治疗:扶突、中脘、内关、丰隆。毫针刺,用平补平泻法,留针30分钟,行针3次,出针时呃逆如故。随即改用拇指点按双侧攒竹穴,局部有酸胀感为度,约1分钟,呃逆骤止。此病乃胃气上逆所致。因足太阳膀胱经与足阳明胃经在鼻旁睛明穴交会,故点按攒竹穴能治呃逆。

按:本案为胃中寒冷之呃逆,考虑寒邪犯胃,胃气上逆所致,针刺中脘、内关、丰隆调理中焦气机;扶突调理上焦气机,但疗效不佳。改用拇指点按双侧攒竹穴,呃逆骤止。攒竹为足太阳膀胱经穴,足太阳膀胱经通过背俞联络脏腑,夹脊而行,按压攒竹穴能调理脏腑气机,使经络通畅,气血调和而达止呃效果。

本病可为单纯性呃逆,也可继发于全身多种疾病。治疗时应注意在缓解临床症状后,积极寻找有无原发病,以期从根本上治愈。

泄　泻

泄泻是以大便次数增多、粪质稀薄,甚至泻出如水样为临床特征的一种胃肠病症。多因感受外邪、饮食所伤、情志失调、脾胃虚弱、命门火衰等造成。分为慢性泄泻和急性泄泻。泄与泻在病情上有一定区别,粪出少而势缓,若漏泄之状者为泄;粪大出而势直无阻,若倾泻之状者为泻,然近代多泄、泻并称,统称为泄泻。一年四季均可发生,但以夏、秋两季较为多见。

诊疗特色

魏稼教授既重中医针灸医学的继承,也重发展。他主编的《各家针灸学说》几乎将几千年来古代著名学者的学术成就与贡献囊括无遗,重点在于继承前人的学术经验。魏稼教授治疗泄泻一症是借鉴罗元益治脾胃的甘温除热之法,《卫生宝鉴·卷二十二》对下利完谷不化,脐腹冷痛,用大艾炷灸气海、三阴交。

医案

案 周某,女,32 岁,1992 年 10 月 4 日就诊。患者腹泻 3 年,时轻时重,起病慢,迁延至今未愈。经某医院检查,排除痢疾杆菌、溶组织内阿米巴、血吸虫感染。乙状结肠镜检查,可见大小深浅不等多处溃疡,有充血,水肿,触之易出血,诊为非特异性溃疡性结肠炎。经反复用药,未能根治。现右下腹隐痛,排便后稍缓解,大便不成形,每日 3~5 次,时溏时泻,反复发作,有时泻下物夹少量脓血黏液,气秽,伴轻微里急后重,肛门有热感,体温 38℃左右,消瘦,贫血,面色萎黄,食纳尚可,食后腹胀,小便黄,心烦口干,常失眠,少气乏力,神倦懒言,舌苔微黄腻,舌质淡红,脉濡数而弱。辨证为脾虚泄泻。曾进补气健脾,清热化湿之剂,针刺中脘、天枢、足三里、上巨虚、三阴交、公孙诸穴,治20天症无进退,乃转来求针。

治疗:思元代医家罗天益《卫生宝鉴》有"虚中有热治验"之说,师其意改用灸法治疗。于腹部阿是穴,取独蒜头打烂铺其上约0.5厘米,上置艾炷点燃,烧至感灼热去除,每次灸7壮。结合用艾卷悬灸气海、足三里、天枢等穴,共约20分钟。

治3次后症减,续灸10次(1个疗程,不隔蒜),诸证基本消失。为巩固疗效,以后每隔2天令自灸1次,共10次而愈。

按:罗天益曾师事李东垣,善治脾胃诸病,对应用李氏甘温除热法经验尤多,他所撰《卫生宝鉴》一书,书中附临床治验医案不少,治法多采用针灸、药物双管齐下。本案治法乃借鉴其针灸学说化裁而来。魏稼教授治疗慢性腹泻案就是借鉴古代针灸学说,继承古人学术经验,做到古为今用。是解决临床难题的重要方法。

癫 狂

癫狂是指精神错乱、神志失常的疾病。但具体地说癫和狂为两个不同的疾病。癫证表现为精神抑郁、表情淡漠、沉默痴呆、语无伦次、静而多喜,故俗称为"文痴"。狂证表现为精神亢奋、狂躁不安、喧扰不宁、骂詈毁物、动而多怒,故俗称为"武痴"。两者在症状表现上虽有差别。但又不能截然分开,其病理变化又互有联系,故常癫狂并称。

诊疗特色

癫狂多属肝、胆、心、脾经病变,参考《灵枢·癫狂》取阳明、太阴、少阳、太阳诸经法及晋代医家葛洪的治病经验,魏稼教授认为治疗本病以穴位注线的方法长效刺激穴位,达镇惊安神之目的。

医案

案 钱某,男,19 岁,学生,1978 年 11 月 18 日就诊。代诉:神志失常 1 年。1 年前因高考落榜,情绪受挫,抑郁消沉。近来彻夜不能入寐,烦躁不安,进食甚少,思维障碍,怀疑有人加害。现精神错乱,外出乱跑,赤身裸体,自不知羞,喃喃自语,嬉笑怒骂无常,或怒目喧闹,放声高歌,狂乱无知,毁物打人。经某精神病医院检查诊断为青春型精神分裂症,经用氯丙嗪、奋乃静、谷维素等药住院治疗 20 余天,神志渐清,渐趋安静,生活能自理而出院。某晚去邻里原高中同学家串门,同学之父眉飞色舞谈起其子考取上海某大学,现在很好而志得意满时,患者深感不快,回家后出现行为乖张,当晚未眠,翌日病又发作。家长带去请一老中医诊治,投药拒服,乃来求针治。诊见口苦,面色黄,舌苔黄厚而干,脉象弦数。大便 3 日未解,平时大便干结,小便黄赤,不能入睡,证属肝胆火旺,蒙闭心窍。

治疗:先用孙思邈十三鬼穴针治,效果不明显,改用委中、曲泽放血仍少效。试析《肘后备急方》中有治卒癫狂取"阴茎上宛宛中"记载,再参考用曲骨透中极、下关、太阳、大椎旁夹脊、印堂、天柱、鱼际等穴,以最粗医用羊肠线 2～3 厘米,剪置穿刺针管中,刺入以上穴位,将肠线埋入穴内。当晚渐安静不闹,昏昏欲睡,3 日后渐清醒,以后每隔 10～15 天埋线 1 次,继治 3 个月,一切恢复正常。

按:20 世纪 60 年代魏稼教授在江西中医学院附属医院期间曾用穴位埋线以治疗胃溃疡、十二指肠溃疡效果颇佳。70 年代赴突尼斯援外应诊,因不少患者远道就诊,无法每日接受针刺而被迫中断治疗,乃改用此法长期刺激穴位以代替针刺,治愈不少患者。

回国后,又将此法用以治癫病,证明可补针刺疗法之不足。在医疗实践中,观察到疗效与肠线粗细有关,即用最粗之肠线效果更佳。最好埋入皮下肌肉层,关节腔不用,肌肉不丰处少用,避开大血管,注意严密消毒,个别出现排异反应者不用。

更年期综合征

更年期又被称为围绝经期，指的是妇女绝经期后阶段，因性激素分泌减少而引起的一系列症状。更年期妇女由于卵巢功能减退，垂体功能亢进，分泌过多的促性腺激素，引起自主神经功能紊乱，从而出现一系列程度不同的症状。临床表现为阵发性潮热、汗出、性情急躁、易激动紧张、抑郁、失眠多梦、记忆力减退、思想不集中、头昏头疼、情绪不稳、月经紊乱等。大多数妇女由于卵巢功能减退比较缓慢，机体自身调节和代偿足以适应这种变化，或仅有轻微症状。

诊疗特色

魏稼教授利用风池穴可以泻火，善泻肝胆之火的穴性来治疗肝胆火盛之更年期综合征，体现了他穴法圆机思想，认为古今典籍记载的穴位部位与作用，是要通过实践再实践而不断深化不断完善的，临床应用不可拘泥，要随机应变。他在前人经验的基础上，总结出了风池穴的七大作用：祛风、泻火、解郁、化痰、活血、安神、解痉，并以此为主穴治愈的疾病有数十种，且疗效不凡。

医案

案 王某，女，50 岁。主诉：心烦不宁 6 个月。经断 2 年，近半年来常失眠，头昏痛，且多疑善怒，心慌易惊，惶惶不可终日。多次心电图及神经检查均正常，诊断为更年期综合征，久服镇静及滋阴之剂不效，特请魏稼教授诊治。据其舌苔薄白，舌尖红，脉细数，辨证胆火挟痰，扰乱心神，治宜清胆化痰，宁心安神。

治疗：取双侧内关、神门、太溪，行泻法，留针 30 分钟，隔日 1 次，针数次，效不佳。魏稼教授认为需加风池穴，连针 5 次，夜能入睡，但梦多易惊醒，用交叉取穴法（左风池，右内关；左内关，右风池）续针 10 次症状消失。改用耳压神门、内分泌、肝、胆等穴，巩固疗效。

按：本案例中乃胆火挟痰扰心，取内关、神门宁心安神；《备急千金要方·卷第三十》："肾俞、内关，主面赤热。"肾经原穴太溪滋肾阴、平肝潜阳；只取上穴疗效不佳更需加风池穴清泻胆火、化痰。风池能调理气机,故气顺则痰消且可泻火使津液不被煎灼成痰。诸穴配伍方可达到清泻胆火化痰、宁心的作用,则诸证可宁。魏稼教授在前人用穴经验的基础上以风池为主配合其他穴位治疗疾病10余种,其中包括更年期综合征。中医认为更年期综合征是由肝肾亏虚加之脏腑功能紊乱,以致阴阳平衡失调造成。治疗当以清胆化痰、补益肝肾、调整阴阳为主要方法。

急性腰扭伤

急性腰扭伤又称"闪腰""坠腰",是临床较为常见疾病。其发病部位以腰骶关节周围的肌肉和韧带为主,多由于剧烈运动、抬扛重物或跌仆闪伤等引起腰椎关节错缝,肌间韧带损伤而发生,临床主要表现为受伤部位肿胀疼痛,活动受限,不同程度的功能障碍。

诊疗特色

魏稼教授采用针刺配合推拿治疗本病以提高临床疗效。针刺主要选取阿是穴为主,阿是穴是病变部位和病理变化的反应点,刺之针对性更强,比针刺固定腧穴有更为明显的效果;推拿足太阳膀胱经穴,能通调扭伤部位气血,有解痉、止痛、散瘀的作用。

医案

案 易某,男,30岁,1993年5月6日就诊。自诉:腰扭伤7天。1周前因搬水泥,扭伤了腰部,现腰痛剧烈,腰部活动受限,不能屈伸,下蹲困难,直腿抬高试验阳性。诊为急性腰扭伤。此由负重闪挫、经络受损、气滞血阻所致。

治疗:毫针刺阿是穴、委中,用泻法,留针15分钟。出针后即施腰部按摩,加点按委中、承山,弹拨昆仑,15分钟,治疗后患者即刻弯腰自如,腰痛霍然而失。

按:对于急性腰扭伤的治疗,除了在发作时应给予针灸推拿治疗外,平时的功能锻炼与保健也十分重要。适当地进行腰部功能锻炼,可延缓脊柱的肌肉、韧带、椎间盘等组织的退行性改变，防止复发。注意腰部保健，注意腰部运动方式，合理用腰，避免腰部侧弯或旋转时突然用力。

疖　肿

疖肿是毛囊被细菌感染后形成的急性化脓性疾病，主要表现为局部红肿热痛。中医认为是热毒侵入皮肤而发病，属于疮疡热证，所以又称"热疖"。细小如钉而反应较重的疖子，称为"疔疮"。疖子以头、面、颈、背、臀等处最为多见；疔疮主要见于颜面及手指、足趾。

诊疗特色

魏稼教授用灸治疖肿的经验是将独头蒜切片，或捣成泥贴敷于患部，再用艾灸，要达到原痛灸至不痛，不痛灸至痛为止。此法可以热引热，拔毒消肿止痛，早期可促进其消散，中期则可加速脓毒排泄，晚期可使收口。最后以玉露膏外敷善后。

医案

案 张某，男，6岁，家长代诉：患儿左手外关穴旁生疖肿4天。症见：发热，头痛，疖肿约蚕豆大、高突红肿、质硬实，舌红，苔黄，脉数。诊为疖肿，证属热毒壅结。治宜泻热解毒。

治疗：急嘱患儿之母觅独头蒜切成约1厘米厚薄片数片，置疮上，再以艾炷施灸，用泻法，以灸痛为度，每次灸3壮，每天灸2次。数日后，疖溃脓出，改敷玉露膏，第四天脓尽疮敛而愈。

按：明代医家薛立斋对"红肿焮痛"的外科疮疡，提倡使用灸法治疗火毒阳盛之疖肿，《外科正宗》言："凡疮七日以前……俱先当灸，轻者使毒气随火而散，重者拔引郁毒，通彻内外。"

喉痹

喉痹又称咽喉肿痛,是以咽喉部红肿疼痛,或干燥、异物感、咽痒不适、嗓音嘶哑,甚至呼吸困难等为主要表现的咽喉疾病,多由外感风热,热邪熏灼肺腑郁于咽喉;或过食辛辣刺激之品,引动胃火上蒸,消灼津液,炼津成痰;或肾阴亏耗,阴津不能上润咽喉而发病。西医学的急性咽炎、扁桃体炎、急性喉炎等咽科急性炎症统属中医"喉痹"范畴。

诊疗特色

喉痹多因风火邪毒郁闭咽窍所致,魏稼教授采取丛刺局部咽窍患处,拇指三商(少商、老商、中商)和耳轮三点(即耳轮上、中、下各一点)宣泄热邪。有通经活络、行血化瘀、宣泄热毒、散结消肿、祛邪扶正、迅速消除咽窍肿闭的作用。魏稼教授强调咽科急性炎症以患部刺营最为重要,因为"诸逆冲上,皆属火",热结咽窍,应遵《黄帝内经》"结者散之"之旨,刺患部出恶血,直泻其热毒,迅速散结消肿,使经络通、气血畅、咽窍开,则邪去正安。治喉痹,《外科理例》记载:以"刺患处,出血最效,否则不救。针少商二穴亦可,但不若刺患处之神速耳。"《疫喉浅论》也记载宜刺三商以宣泄肺热。

医案

案 张某,女,34岁,工人,1991年4月22日就诊。主诉:咽喉疼痛2天。有慢性咽炎史,吞咽时疼痛显著,伴发热微恶风,舌边红,苔薄黄,脉浮数。检查见咽黏膜急性充血,腭弓及悬雍垂充血水肿,咽后壁多个淋巴滤泡及咽侧索红肿,且上附有黄白色脓点,可触及颌下肿大之淋巴结,体温38.5℃。诊断为急性咽炎(风热喉痹)。证属风热上犯,咽窍不利。治宜宣泄邪热,消肿利咽。

治疗:采取刺营治疗,每日1次。以毫针丛刺咽窍患处6下,微出恶血;以三棱针点刺三商穴,出血约1.5毫升;以三棱针点刺耳轮三点,出血约1.5毫升,针毕旋即觉缓。

二诊,热退,咽痛大减,进食无碍。检查见咽黏膜和淋巴滤泡及咽侧索充血肿胀减轻,舌苔薄黄,脉略浮数,继按上法刺营放血。

三诊,诸证悉除,仅觉夜寐略有咽干不适,检查见咽部炎症已消退,嘱其用肉桂末醋调,敷涌泉穴,每晚 1 次,连敷 3 日,咽喉濡利,病告痊愈。

按:三商为奇穴,位于拇指指甲根部,其桡侧缘为少商,尺侧缘为老商,中间为中商,三穴合成三商。点刺时快速斜刺 0.2 寸,急出急入,约出血 2 毫升即可。手太阴肺经终于拇指,故刺拇指处的三商三穴较刺少商一穴的宣泄热毒之力更强。耳轮三点为咽喉病的反应点和治疗点,有良好的抗炎退热作用,刺之能促进咽部急性炎症的迅速消退。现代实验研究也可以说明魏稼教授刺营治疗咽部急性炎症的独特疗效。

案 龚某,女,47 岁,1991 年 5 月 29 日就诊。主诉:经常咽痛,近 4 日咽痛甚,吞咽困难,口渴咽干,伴发热,不恶寒,头略痛,舌红,苔薄黄,脉浮数。检查见两侧腭弓和咽黏膜充血,扁桃体肿大(Ⅰ°);悬雍垂轻度水肿,可触及颌下肿大之淋巴结,体温 38.2℃。诊断为急性充血性扁桃体炎(风热乳蛾)。治宜宣泄邪热,消肿利咽。

治疗:采取刺营治疗,每日 1 次。以毫针丛刺两侧扁桃体各 5 下,微出恶血;以三棱针点刺三商穴,出血约 2 毫升;以三棱针点刺耳轮三点,出血约 3 毫升。针毕顿觉痛减。

二诊,咽痛除,检查见扁桃体及咽部恢复正常,病告痊愈,仍按上法刺营放血,以善其后。

按:魏稼教授采取的患部配合三商穴及耳轮三点的综合刺营疗法,三部配合,相得益彰,增强宣泄热毒、消肿开闭的作用,而且有良好的抗炎退热作用,较单一部位的刺营疗法取效更捷,疗效尤著。

案 许某,男,33 岁,1991 年 5 月 2 日就诊。主诉:咽痛 3 天。吞咽困难,发热,头痛,全身肢节酸楚,舌红,苔薄黄,脉浮数。检查见咽黏膜和腭弓充血肿大(Ⅱ°),且表面有黄白色膜状脓液,咽后壁 2～3 个淋巴滤泡充血肿大,体温 39.2℃。下颌角可触及肿大之淋巴结。诊断为急性化脓性扁桃体炎(烂乳蛾)。治宜宣泄邪热,消肿利咽。

治疗:采取刺营治疗,每日 1 次。以毫针丛刺两侧扁桃体各 5 下,微出恶血;以三棱针点刺三商穴,出血约 3 毫升;以三棱针点刺耳轮三点,出血约 3 毫升,针毕顿觉痛减。

二诊,咽痛稍减,仍发热,头痛不适。检查见扁桃体红肿稍减,脓液仍存,舌红,脉浮数,继按前法刺营放血。

三诊,热退,吞咽时仍有轻度疼痛。检查见扁桃体红肿及脓液大减,舌红嫩,脉细,继按上法刺营放血。

四诊,咽痛除,但略有咽干涩不适,饮食无味,舌红嫩,脉细。治宜养阴清热,改用王不留行籽贴压肺、肾、神门、咽喉等穴。每次一耳,每穴揉压1分钟,每日3次,3日一换,贴压6日,咽喉濡利,病告痊愈。

按:魏稼教授治疗本病,无论是用刺营放血(丛刺患部、点刺三商、点刺耳轮三点)疗法,或是灸法,涌泉穴敷贴法,均取得了很好的疗效。

案 张某,男,22岁,学生,1991年6月2日就诊。主诉:右侧咽痛4天。吞咽痛甚,并可连及同侧耳痛。发热,不恶寒,口干渴,自觉吐痰有金属味,舌红,苔黄,脉数。检查见右侧扁桃体充血肿大(Ⅱ°),其上有小块状溃疡且表面附有少许假膜,可触及颌下肿大之淋巴结,体温37.5℃。诊断为溃疡膜性咽峡炎(烂乳蛾)。辨证为肺胃热盛。治宜宣泄邪热,消肿利咽。

治疗:采取刺营治疗,每日1次。以毫针丛刺右侧扁桃体5下,微出恶血;以三棱针点刺三商穴,出血约2毫升,以三棱针点刺耳轮三点,出血约2毫升。针毕顿觉痛减。

二诊,仍发热,咽痛减,进食仍有轻度疼痛不适。检查见扁桃体上假膜减少,舌红,脉数。仍按上法刺营放血。

三诊,热退,但进食仍有轻微疼痛不适。检查见扁桃体上假膜已退,溃疡表面缩小,扁桃体红肿大减(Ⅰ°),舌红嫩,脉细。继按上法刺营放血。

四诊,诸证悉除,检查见扁桃体恢复正常,治宜养阴清热。采取王不留行籽贴压肺肾、神门、扁桃体等穴,每次一耳,每穴揉压1分钟,每日3次,以善其后。贴压3日,咽喉无恙而终止治疗。

按:通过刺营可疏通咽喉局部脉络,使咽喉部经络气血运行流畅,则可促进咽喉功能复常亦可使壅滞于咽喉的热毒痰火得以随营血外泄,从而达到泻火散结、逐邪外出之目的。除此外,刺营还有刺激经络穴位的功能。

案 陈某,女,30岁,1991年4月13日就诊。主诉:咽痛4天。现咽痛局限于一侧,吞咽困难,痛连耳根,饮水从鼻中呛出,口角流涎,发热,舌红,苔黄,脉洪数。检查见咽黏膜充血,左扁桃体红肿(Ⅱ°),且表面有少许脓点,左舌腭弓及软腭充血、水肿并隆起,扁桃体向前下方移位,触之坚硬无波动感,可触及下颌角肿大之淋巴结,体温39.5℃。诊断为急性扁桃体周围炎(单蛾风)。辨证为肺胃热盛。治宜宣泄邪热,消肿利咽。

治疗:采取刺营治疗,每日1次。以毫针丛刺扁桃体及舌腭弓和软腭10下,微出恶血;以三棱针点刺三商穴,出血约3毫升;以三棱针点刺耳轮三点,出血约3毫升。针毕顿觉痛减,精神清爽。

二诊,咽痛大减,热退,脉细略数,继按前法刺营放血。

三诊，咽痛除，仅有咽干不适，检查见扁桃体及周围组织已恢复正常，舌红嫩，脉细，继按上法刺营放血。

四诊，仅有轻度咽干不适，舌红嫩，脉细。治宜养阴清热，改用王不留行籽贴压肺、肾、神门、咽喉等穴，每次一耳，每穴揉压1分钟，每日3次，贴压3日，咽喉濡利，病告痊愈。

按：刺营即针刺放血，现今习称刺络。魏稼教授认为刺营应包括刺络，但刺络不能相等于刺营。《素问·八正神明论》指出："刺必中其荣。"《灵枢·寿夭刚柔》篇亦说："刺营者，出血。"营行脉中，变化为血，故称营血。可见，刺营出血，必是刺中经脉或络脉，才有血溢出，所以血出必刺中营，刺中营必血出。正如《灵枢·血络论》所说："血脉者，盛坚横以赤，上下无常处。小者如针，大者如筋，则而泻之万全也，故无失数矣。"《黄帝内经灵枢集注》释之："盛坚横以赤者，血盛于脉中也；上下无常处者，血气之流行也；小者如针，留血之在孙络也；大者如筋，留血之在经隧也；数者，血脉出入之度数。留血之在经络，则而泻之，故无失其所出之度数矣。"而刺络仅指刺络脉，未包括刺经脉。如《灵枢·官针》所说："络刺者，刺小络之血脉也。"因此，魏稼教授认为将针刺放血称刺营较刺络更为恰当。

案 赵某，男，28岁。主诉：咽喉痛4天，右侧尤甚，痛连耳根，吞咽、发音困难，自感咽喉部如有火燎，仅能进食流质，有时则从鼻腔喷出，口角流涎。体温39.1℃。检查见咽喉黏膜充血，左扁桃体红肿（Ⅱ°），表面有少许脓黄点，肿向前下方移位，触之坚硬无波动感，左舌腭弓充血、水肿隆起，下颌角有肿大淋巴结，脉数，舌红，口干。诊为左扁桃体炎（单蛾风）。属热毒上壅证，宜清泄热毒。

治疗：取尺泽、少商、天突、廉泉、合谷等穴，用"透天凉"手法，治3次，虽其中廉泉穴确也出现凉感，但诸证有增无减，乃于上穴改用"凤凰展翅"法。用右手拇指、食指捻针头，拇指向后、食指向前转针，如飞腾之状，一捻一放。持续行针约20分钟，针后即感痛大减，进食如常。复诊热已退，续治疗5次而愈。

按："透天凉"治火热证本来疗效尚可，然而此例失效，提示并非万能。魏稼教授用"凤凰展翅"法，刺激强度大，乃向一方捻转，刺激强度大，是其独特之处，古书未载。

案 王某，男，21岁，民工。主诉：患急性扁桃体炎3天。现咽喉肿痛，吞咽痛甚，不敢饮食，伴发热头痛，大便略干结，舌红，苔薄黄，脉数。检查见两侧扁桃体肿大（Ⅲ°），表面充血，陷窝内有脓液溢出，可触及颌下肿大之淋巴结，体温40.2℃。诊断为急性化脓性扁桃体炎（烂乳蛾）。证属热毒壅盛，咽窍不利。治宜宣泄邪热，消肿利咽。

治疗：采取角孙、内关穴艾炷直接灸法。操作：取约黄豆大艾炷置角孙、内关二穴上，点燃艾炷，用口吹之，使火速燃，但不燃至皮肉即速去之，力促而短，此为泻法,起消散作用。随之换上新艾炷,如前法。每次 5 壮,每日灸 2 次。翌日症状大减,扁桃体缩小(Ⅰ°),充血改善,脓液已除,继用前法,第三日复诊,症状消失,病告痊愈。

按:灸治急性扁桃体炎是魏稼教授从疮疡疔肿可灸中悟出,畏针不愿接受刺营放血治疗的患者,以此法治疗效验颇佳。魏稼教授认为此法可以热引热,引郁热之气外发,使壅结于扁桃体的热毒随火而出,热毒外散则肿痛自消。

案 宁某,男,49 岁,教师,1991 年 5 月 9 日就诊。主诉:患咽喉干痛 6 年。每夜间干甚,饮水则舒,伴腰膝酸软,耳鸣,夜寐梦多,舌质红嫩,少苔,脉细。检查见咽峡呈弥漫性充血,咽后壁多个淋巴滤泡肥大。诊断为慢性咽炎(虚火喉痹)。治宜引火归原。

治疗:用肉桂末醋调敷贴涌泉穴,10 次为 1 个疗程,3 个疗程痊愈。

按:魏稼教授认为慢性咽炎属于中医虚火喉痹范畴,为肾阴亏虚、虚火上扰,灼伤咽喉所致,治疗应以引火归原为要,火降则津生,咽喉得以滋润且又无大灼之害,疾病可愈。他用肉桂末醋调敷贴涌泉穴(双侧),夜贴晨除,一般 2～3 个疗程便可获得显著疗效。

涌泉穴为足少阴井穴,用醋调肉桂末敷之,取"热因热用"之意,达到以热引热,导热下行,归潜于舍,使之无游离之害。且挖井得水,肾津上潮,咽喉得濡,则虚火喉痹可愈。

喉暗以声音嘶哑为主要临床表现,轻者仅有喉痒、干涩微痛、声音不扬或变粗等症状,较重者可有明显的声嘶,甚至完全失音。又称"失音""喑哑""声嘶"。喉暗有急性和慢性之分。西医学中喉的急慢性炎症性疾病、声带麻痹等与本病类似。

诊疗特色

魏稼教授在继承古代医家治疗咽喉急症的基础上,用刺营放血法治疗急性喉暗疗效颇佳。对慢性喉暗,魏稼教授认为是肺肾阴虚、虚火上灼、伤阴烁津、痰热内生、上结喉窍所致,选取耳穴贴压法治验颇多。

医案

案 陈某,女,43岁,1993年10月11日就诊。主诉:暗哑10天。10天前生气大声用嗓后,出现声音嘶哑、咽喉紧束、干咳,伴有心烦不宁,胸胁闷痛,口干苦,舌红,苔薄黄,脉弦。检查见双侧声带充血明显,边缘肿胀,其上附有黏性分泌物,声门闭合不全。诊断为急性创伤性喉炎,属急性声带炎症,中医诊断为急喉喑,属木火刑金,喉窍受损。治宜宣泄热毒,散瘀通络,利喉开喑。

治疗:采取刺营治疗,以三棱针点刺三商穴,出血约2毫升;以三棱针点刺耳轮三点,出血约2毫升。针毕顿觉喉部松畅。翌晨起,声音已出,嗓音较亮,按前法刺营放血再行1次。第三日,声音恢复,诸证悉除,病告痊愈。

案 黄某,女,35岁,工人,1991年4月7日初诊。主诉:声音嘶哑已1年半,近4个月声音嘶哑更甚。有时失音,伴咽喉干痛,紧束不适,干咳,痰少黄黏难出,夜寐口干欲饮,少饮则舒,午后颧红,腰膝酸软,舌红,苔少,脉细略数。检查见声带淡红,边缘轻度肥厚,前中1/3处有对称性小节(双侧声带)约针帽大、色白,声带上附少许黏稠分泌物,声门闭合不全。诊断为声带小结(慢性喉喑)。证属肺肾阴虚,喉嗓失濡。治宜清热降火,化痰散结。

治疗:以耳穴贴压法施治。贴压肺、肾、咽喉、声带、神门等穴,治疗方法:将王不留行籽置0.8平方厘米的氧化锌胶布中心,然后贴压于相关穴位上,每次一耳。嘱患者每次每穴按压1分钟,以微痛为度,每日3次,5日换贴另一耳,每换贴4次为1个疗程。换贴2次后,声嘶改善,咽喉干痛消失。检查见声带肥厚消除,声带上无黏液附着。继续耳穴贴压1次,以善其后。半年后随访无复发。

按:声带小结属慢性喉炎,是由局限性的炎性组织形成,主要表现声音嘶哑,属中医慢性喉喑范畴。魏稼教授认为声带小结多由肺肾阴虚、虚火上灼喉窍所致。迷走神经分布于耳和喉部司喉的运动。魏稼教授常选咽喉、声带、肺、肾、神门等穴贴压法,可以改善喉部的炎症,以清热降火,化瘀散结,治疗声带小结。

耳　聋

耳聋是以听力不同程度减退或失听为主的病症,常伴有耳鸣、听觉过敏、幻听等症状。多见于西医学中耳科疾病、脑血管疾病、感染性疾病、药物中毒、外伤性疾病等。中医认为耳为脏窍,由于内伤、外感等病因所引起的与耳窍有关的某些脏器损伤,功能失调时,就有可能会影响到耳窍的司听功能,产生耳鸣耳聋。本病与肝、脾、肾密切相关。

诊疗特色

魏稼教授根据不同的疾病,采用近部取穴与远部取穴相结合的取穴方法,耳部疾患近部多取翳风、听宫,远部常用中渚、外关。同时,灵活运用配穴方法加强治疗效果。魏稼教授强调以针灸治疗为主,在突出针灸治疗的同时,应纵观大局,从多种中医治疗手段挑选合适的方法(如针灸、中药、气功、推拿)加以结合,起到良好的治疗效果。

医案

案 张某,女,45岁,教师,1992年1月5日就诊,主诉:左侧耳聋7天。患者1周前突发左侧耳鸣不休,耳无所闻,轻度眩晕,烦躁不安,口苦咽干,舌红,苔黄,脉弦滑。音叉检查左耳骨导、气导均消失。曾在某医院诊断为突发性耳聋,住院治疗6天无效,出院,特请魏稼教授诊治。据其征象,属中医暴聋范畴。证属肝胆火旺,痰火上扰。治宜涤痰降火。

治疗:分三组穴轮换选用。第一组穴:听宫、翳风、外关;第二组穴:听宫、翳明、中渚;第三组穴:听宫、风池、液门。针法:平补平泻,留针30分钟。每日1次,每次取一组穴,隔日换另一组穴,5次为1个疗程。

中药用自拟涤痰降火止晕汤:代赭石30克,夏枯草10克,建泽泻5克。服法:每日1剂,5剂为1个疗程。上法治疗1周,听力明显改善,针药合治1个月,听力恢复,但时有轻微耳鸣。嘱其服六味地黄丸,每周配以针刺上穴3次,治疗

3 个月,以善其后。半年随访无复发。

按:本案患者为肝胆火旺,循经上扰耳窍,清代陈修园《时方妙用·耳聋》:"感冒暴聋,总不外少阳一经,足少阳胆脉绕耳输,手少阳三焦脉入于耳,邪气壅实,听宫为其所掩……"魏稼教授通过多年的潜心研究与临床探索,针刺以少阳经穴为主,通经活络,改善内耳的微循环和神经功能,同时配合中药治疗达到互补的作用,加强疗效。

胆结石

胆结石是胆道系统(包括胆囊或胆管)内发生结石的病变,症状取决于结石的大小和部位,以及有无阻塞和炎症。部分胆囊结石患者终身无症状,即所谓隐性结石。较大的胆囊结石会引起中上腹或右上腹闷胀不适、嗳气、厌食油腻食物等症状。较小的结石每于饱餐、进食油腻食物后,或夜间平卧后阻塞胆管而引起胆绞痛和急性胆囊炎。

诊疗特色

魏稼教授临床治疗胆石症,注重"调气",即调控针感,强调要取得适当的针感,才有较好的效果。所谓适当的针感是指因人而异,辨证施治,并非越强越好,过强不仅使患者难以忍受疗效不佳,甚至可能使病情加重。在诊治疾病过程中,通过细心询问患者针刺感受,观察在不同针感下患者的治疗效果,不断调整针刺强度以获得适当的针刺感应,取得良好的治疗效果。

医案

案 邹某,女,46 岁,干部,1990 年 4 月 20 日就诊。主诉:脘腹疼痛 5 年。5 年前因右上腹突发剧痛而入某医院做 B 超检查,发现绿豆大胆囊结石 3 枚,经消炎镇痛处理,2 天后痛止。此后,腹痛数日发作 1 次,进油腻食品稍多即诱发或加剧,平时腹部胀闷,食少,大便干结,伴有惊悸、失眠、头昏、健忘等症,服中药半年(具体药物不详),未见明显好转,复经胆囊造影 2 次,摄片复查,显示结石未进入胆管,乃前来求针。患者素体较丰,称脘腹部右侧隐痛,牵引两胁,胸闷不舒,恶心,纳少,舌苔白黄相兼厚腻,脉沉弦而滑,乃胆胃失调,气机郁滞,湿热蕴结之证。治宜调理肝胆脾胃,清热降浊,行气止痛。

治疗:取阳陵泉、阴陵泉、肝俞、胆俞、期门、支沟,加第十胸椎棘突下旁开0.5寸处夹脊穴(此处有明显压痛),先用一般毫针刺,施"凤凰展翅"泻法,使有较强针感,留针约30分钟。

治1周后,上腹胀痛稍减,余症如前。复针4次,收效仍不明显。乃加用"飞针"调气法,通过反复捻转提插,随时调整针刺深度角度,使夹脊穴的得气感传向下或向前沿右肋放射,由于手法过重,针感较强,患者颇难忍受,此次针后,症情未见好转,反有加重趋势。

翌日复诊,改"饿马摇铃"法,手法较轻,针感一般;第三日患者来称,昨针后腹部甚感舒适,诸证好转。继续针1周后,痛大减,进食增加,不恶心,大便正常。

再针1周,诸证悉除,经B超复查,仅剩胆囊一枚结石。守上法治10次,患者因外出停诊,乃于耳穴胆、肝、交感、神门等穴用王不留行籽贴压,嘱平时自用手指按压诸穴,每日3次,每次持续约3分钟,坚持勿间断。左右两耳交替贴压,每3日轮换1次。2个月后,患者来告,又经B超复查,结石全部消失。

按:从案中所述可见,并非所有穴位均要求手法,仅在夹脊1穴施诱导调气方法。其次,本案还说明针感并非越强越好,过强不仅使患者难以忍受,疗效不佳,甚至可能使病情加重。魏稼教授主要用提插法,施"苍龟探穴",不断调整针刺角度与深度,捻转角度等。

鼻衄是不因外伤而导致一侧或双侧鼻腔出血的病症,火热之邪迫血妄行或火热之邪灼伤阴络皆可导致鼻衄,火热之邪有因于机体阴虚,也有因实热火邪炽盛。感受六淫温热之气,或感受他邪而从热化者,均可热攻入胃,使胃火炽盛,机体火热充斥,火热之邪迫血妄行或灼伤鼻部血络,导致鼻衄症的发生。古代文献称"鼻红""鼻洪"。出血轻者多可不治自愈,出血重者可引起失血性休克,甚至危及生命。

诊疗特色

魏稼教授根据心、肾、肺、胃诸经临床的特点,正确辨证选穴。重视应用巢元方取手少阴心经的郄穴阴郄止血治衄的经验,对心火上炎之鼻衄养阴泻心火,力专效宏。还应用朱丹溪取足阳明胃经丰隆,泻阳明火热止血的方法,并用肾经井穴涌泉滋阴清热,能引热下行,凉血止血,治疗虚火上炎之鼻衄。

医案

案 李某,男,8岁,学生,1994年8月20日就诊。其母代诉:患儿从小常单侧鼻塞,两年前屡发左侧少量鼻出血,用止血药即止,20天前因玩双杠摔伤,致伤鼻部出血更多,经用中西药后血又止。近日左侧鼻孔又突然出血,每日1~2毫升,有时鼻涕带血,无风湿热及口腔疾病史,检视鼻部皮肤无瘢痕,左鼻孔有残留血痂,五官科检查有鼻中隔偏曲,现鼻衄已1周,伴口渴喜冷饮,咽干,夜寐易醒,面色少华,偶有盗汗,食纳尚可,大便正常,小便稍黄,舌尖红赤少苔,脉细数。证属外伤引发内病,燥伤肺胃,心肾不足。

治疗:取尺泽、迎香、上星、太溪透昆仑、内关针刺,用"饿马摇铃"手法,中等针感,每隔数分钟运针1次,留针约30分钟。如此治疗3日,出血稍减。乃查阅巢元方《诸病源候论》,书中提到"邪热中于手少阴之经,客于足阳明之络,故衄血也"。再从临床表现看,确有心阳浮越、心火伤阴之象,乃按巢氏取阴郄,朱丹溪取丰隆(足阳明络穴)止血之说,加用二穴,针3次而血止。

按:现代医学认为衄血的病因甚多,有局部病因和全身病因。局部病因有物理性损伤、非特异性及特异性炎症、鼻中隔疾病、鼻及鼻窦的良恶性肿瘤、相邻器官的疾病出血。全身病因有心血管疾病、血液病、慢性病及营养缺乏造成的出凝血功能障碍、中毒性疾病。

此患儿原属外伤加鼻中隔弯曲等局部原因引发,从中医辨证看,又与心、肾、肺、胃诸经关系较密切,本案由于开始针治时辨证不够准确,故疗效较差。之后采用巢氏用阴郄泻心火、丹溪用丰隆止血之验法而愈,足见古人经验可贵。

案 孙某,女,34岁,干部,1991年4月9日就诊。主诉:经常鼻衄,不小心触动鼻部则易出血已3年。近2个月鼻出血频繁。鼻腔干燥不适,口苦咽干,夜寐咽干甚,苔薄黄,舌红嫩,脉细,有贫血及血小板减少史。检查见鼻中隔前下方黎氏(Little)区出血。诊断为鼻衄。证属肝肾阴虚,虚火上灼。治宜引火归原法。

135

治疗:以肉桂末醋调敷贴涌泉穴(双侧),夜贴晨除,敷贴3日后鼻衄止。继续敷贴20次巩固疗效。半年后随访未再复发。

按:魏稼教授认为顽固性鼻衄为肾阴亏虚、虚火上扰、灼伤鼻咽所致,治疗应以引火归原为要,火降则津生。他采用肉桂末醋调敷贴涌泉穴治疗取得很好的疗效。因为涌泉穴为足少阴井穴,为少阴之气所出之处,补可滋肾养阴,泻之则可清泻火,正所谓"壮水之主以制阳光"。

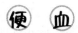

便血是指血液随大便而下,血量或多或少,血色鲜红或暗红,先便后血或先血后便,或血与便相混杂,或大便如柏油样,甚至单纯下血。古代文献称为"后血""肠风下血"。

诊疗特色

魏稼教授借鉴《血证论》中的补肾法,认为在重视滋养肾阴的同时,也不忽视温肾助阳。取穴上吸取《针灸资生经》按压酸疼处取穴,在此方法上用挑刺法,治疗本病,解决了临床难题。《针灸资生经》记述了不少验案,最具特色之处是所谓按压酸痛处取穴,魏稼教授临床多遵其说,屡试屡验。

医案

案 李某,男,50岁,工人,1984年2月28日就诊。主诉:大便下血半月余,春节间,连日饮酒,致大便下血,血色鲜红,有时出血如溅,每日出血量有4～5毫升,患内痔5年。近半月来经中西医治疗,血仍未止,乃来求治。症见面色苍白少华,形体尚丰,大便时结而血出淋漓,肛门灼热隐痛,粪便不含黏液,小便清,心烦少寐,食纳不佳,倦怠腿软,口干思饮,舌质红,苔白,脉濡数。诊为湿热内蕴,血分有热,气血不足。

治疗:取长强、二白、承山、合谷、血海、膈俞、足三里、阴陵泉诸穴,针刺操作,先泻后补。复加挑痔法,于腰以下尾骶部找到瘀点用圆利针挑刺,挑断肌纤维数根,令稍出血。治3次,症未减。乃思唐容川《血证论》有"下血过多,阴分亏损,久不愈者肾经必虚"之说,法当加补肾为治,按宋代王执中《针灸资生经》载肠风下血不止,按压命门酸疼处灸之一法,于命门两侧找到过敏点,乃施艾卷灸约20分钟,上、下午各1次。

翌日复诊,患者称下血减少,继灸3日,血止,大便正常,肛门不感热痛而愈。但复检内痔仍在。嘱注意饮食调理,忌进辛辣燥热之品。

按:此案用灸补肾阳,引郁热之气外泄,使阳生阴长,可谓出奇制胜。热证忌灸说,由来已久,魏稼教授综研各家学说,认为持"热证可灸论"者也不乏其人,倡导"热证可灸"观点。这则医案证实了其论点的正确性。

魏稼教授善于借鉴王执中治疗经验,如针灸要选压痛点,正是源于王执中《针灸资生经·足杂病》:"然须按其穴酸疼处灸之,方效。"《针灸资生经·足麻痹不仁》"但按略酸疼,即是受病处,灸之无不效也",丰富了针灸治疗学内容,提高了疗效。